Projektkoordination und Organisation: Benigna Mallebrein

Wissenschaftliche Leitung und Redaktion:
Jürgen K. Mai (E-mail: mai@uni-duesseldorf.de)

Layout und Prepress: Thomas Voß

Grafische Arbeiten: Christine Opfermann-Rüngeler und Dimitar Tzvetkow

Realisation:
ThreeBee Group (www.3beegroup.com) in Zusammenarbeit mit
Deutsche Weinakademie (www.deutscheweinakademie.de)

Edition Raetia GmbH, Via Grappoli, 23 / Weintraubengasse 23
I-39100 Bolzano / Bozen (E-mail: info@raetia.com)

Druck: fotolito Longo, via Kravogel 7, I- 39100 Bolzano
(E-mail: info@longogroup.it)

ISBN: 88-7283-234-9

Gedruckt 2005

Sensi diVini

Die Weinprobe findet im Kopf statt

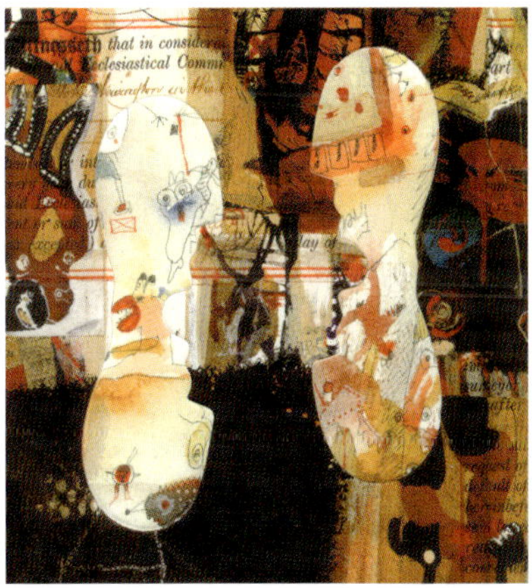

J. K. Mai und B. Mallebrein (Herausgeber)
Aquarelle von Michael Auth ©

Inhalt

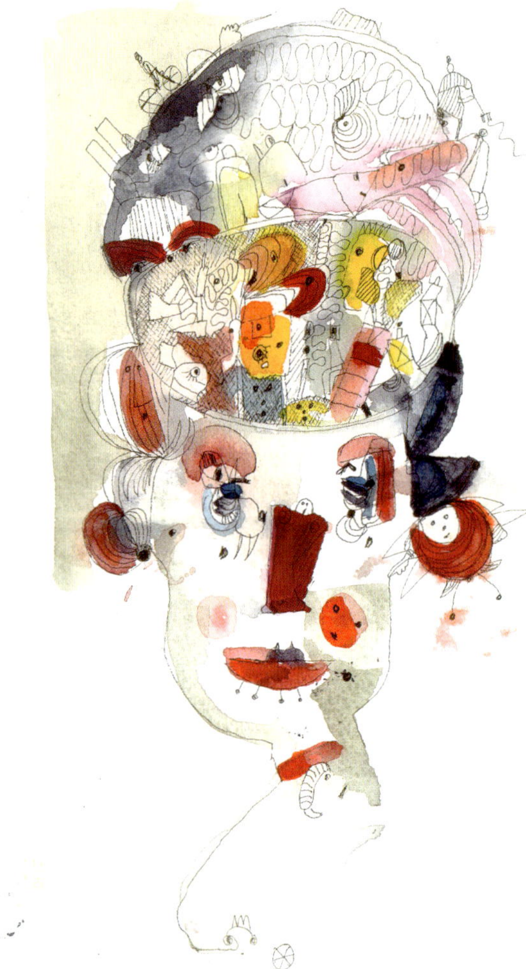

Grußwort

Das Leben: vom reduktionistischen zum ganzheitlichen Ansatz

Im 20. Jahrhundert dominierte der reduktionistische Ansatz bei der Erforschung der Lebensprozesse. In der Vorstellung, nur das empirisch Nachweisbare sei Gegenstand objektiven Forschens, konzentrierten sich die Wissenschaftler auf das Einfache, Modellhafte und Reproduzierbare. Dank dieser Strategie sind die wichtigsten Aspekte des lebenden Organismus seziert und schließlich erklärt worden: die Struktur der DNA, die komplexe Maschinerie der Proteinsynthese, der höchst raffinierte Mechanismus der Gewinnung und Verwertung von Energie. Das zentrale Dogma dieser Strategie wurde von E. Tatum und G. Beadle (Nobelpreis 1958) so formuliert: ein Gen, ein Protein, eine Funktion. Ein Blick auf den Siegeszug der therapeutischen Medizin und die Errungenschaften auf dem Gebiet der Neurologie und Psychiatrie macht klar, zu welchen glänzenden Ergebnissen dieser Ansatz im Rahmen der modernen, sozial orientierten Medizin geführt hat.

Und doch, jetzt, im 21. Jahrhundert, können die Lebensforscher dank ausgeklügelter und äußerst raffinierter und komplexer Techniken (der Möglichkeit, Gene zu klonieren, die Expressionsmuster Tausender von Genen mitsamt der korrespondierenden Proteine zu analysieren, die Aktivität subtiler Hirnregionen in Echtzeit zu verfolgen) den Blick wieder vom Einzelnen aufs Ganze richten: von den Basis-Elementen auf die darauf aufgebauten Strukturen. Nun reicht ihr Interesse vom einzelnen Molekül über die Erforschung des ganzen Genoms oder Proteoms einer kompletten lebenden Zelle bis hin zum Gesamtorganismus, der sich so unter einem ganzheitlichen Gesichtspunkt aus betrachten lässt.

Auf dem Gebiet der Neurowissenschaften, zumal der Hirnforschung, wird der Paradigmenwechsel besonders deutlich. Wurde das Gehirn - vielleicht abgesehen von Vorstellungen bei psychosomatischen Erkrankungen – bisher als völlig isoliert vom Körper betrachtet, so ist heutzutage dank der Entdeckung extrazellulärer Botenstoffe (Hormone, Zytokine, trophische Faktoren, darunter besonders der Neurotrophine, Neurotransmitter und Neuromodulatoren) die Vorstellung selbstverständlich, dass das Gehirn als Teil des Gesamtorganismus funktioniert. Der reduktionistische Ansatz ist daher heutzutage im holistischen Ansatz integriert.

Auch die Welt der Sinne öffnet sich in einem neuen Licht. Nicht die Anatomie der Einzelkomponenten und ihrer Funktionseigenschaften und -Bedingungen im Prokrustesbett der experimentellen Anordnung steht im Vordergrund, sondern die Arbeitsweise im Kontext des Gesamtorganismus. Wer hätte bislang gedacht, dass animalische Eigenschaften, wie Geschmack und Geruch, in einer solchen Breite, von der Regulation von Ionenströmen, der Variation von Rezeptormolekülen, der Molekülkaskaden, die der Neuronenerregung vorausgehen, der zerebralen Verarbeitung bis hin zur Erlebnis- und Gefühlsphäre und ihren Wechselwirkungen mit Appetenz- und Abstinenzverhalten, hedonistischen und aversiven Reaktionen, unter wissenschaftlichen Bedingungen studiert werden könnten?

Prof. Rita Levi-Montalcini, Nobelpreis für Medizin, 1986
Rom, Italien

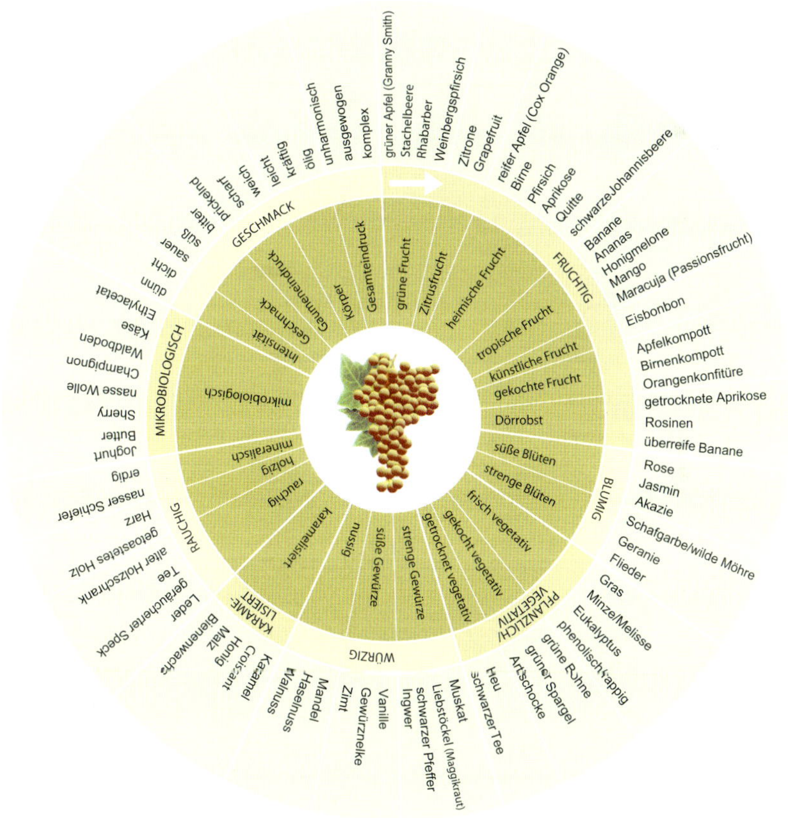

Aromarad - Weißwein
(nach A. C. Noble, modifiziert von U. Fischer und Deutsche Weinakademie, Mainz; siehe Glossar)

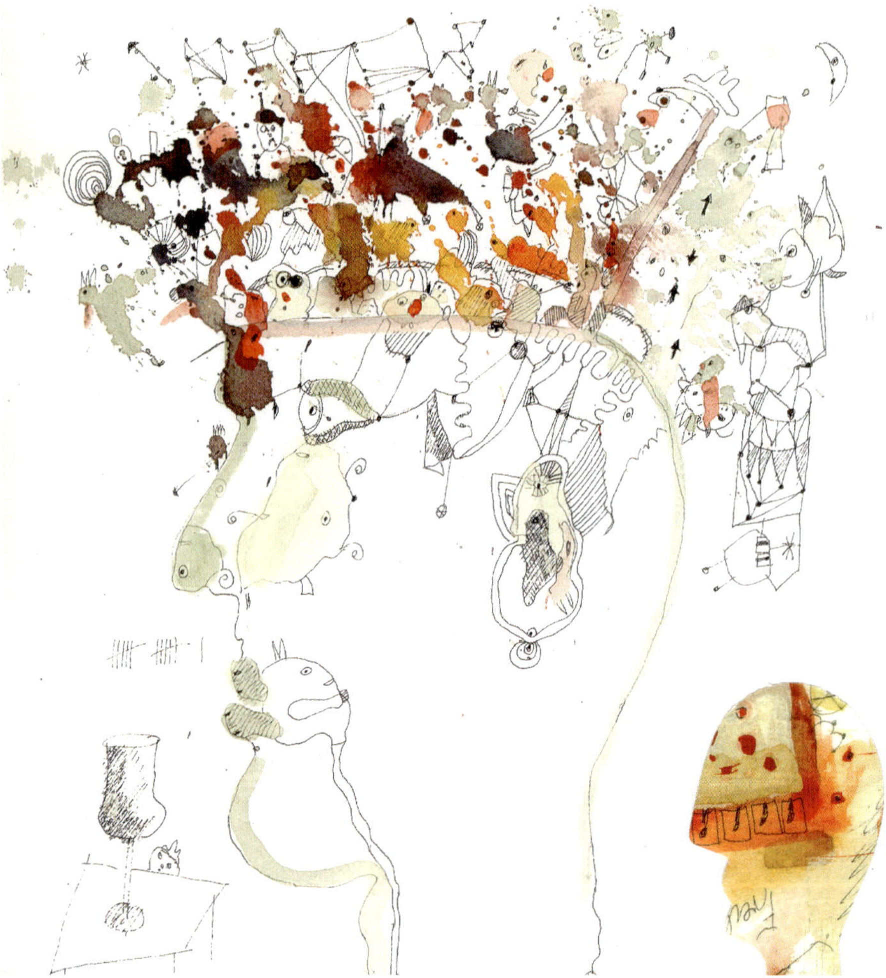

Grußwort

Im Oktober 2002 fand in der IRCCS Stiftung Santa Lucia in Rom eine bemerkenswerte Konferenz zum menschlichen Gehirn statt, die verkürzt unter folgendem, scheinbar trivialem Thema stand: Ohne Strukturkenntnisse kein Verständnis für seine Funktion und Fehlfunktion[1]. Diese Konferenz kam zum richtigen Zeitpunkt, denn einerseits drohte den Forschern die Kenntnis um den differenzierten Aufbau des menschlichen Gehirns und das Zusammenspiel seiner Einzelkomponenten abhanden zu kommen. Nach einem Aufblühen zu Beginn des vergangenen Jahrhunderts wurde die Erforschung des menschlichen Gehirns wegen seiner Komplexität, Individualität und des nicht experimentellen Zugangs als spekulativ abgelehnt und die wissenschaftlichen Fragen an das Tiermodell delegiert, das dem Bedürfnis materiell orientierten, wissenschaftlichen Arbeitens entgegen kam. Die langwierigen, mühevollen Arbeiten zur Deutung der Bauelemente und ihrer komplizierten Beziehungen untereinander sind in unserer, auf schnelle Ergebnisse hin orientierte Zeit schwerlich durchführbar. Andererseits erfordert die Evolution moderner, raffinierter Techniken und Methoden, die seit kurzem die Untersuchung des lebendigen menschlichen Gehirns erlaubt, aber eine materielle Erklärungsgrundlage.

Dank der Verfügbarkeit des beinahe verloren geglaubten enormen Fundus zur Baubeschreibung des menschlichen Gehirns und des an Versuchstieren gewonnenen experimentellen Wissens kann nun die moderne Untersuchung des menschlichen Gehirns auf eine solide Basis gestellt werden. Seine physischen, psychischen und mentalen Eigenschaften können daher in direktem Zusammenhang mit seinen strukturellen Gegebenheiten betrachtet werden. Der Blick auf seine Funktionen reicht daher stufenlos von der molekularen bis zur mentalen, d. h. von der materiellen bis zur transmateriellen Dimension.

[1] The Human Brain: The structural basis for understanding human brain function and dysfunction. Rome, Oct. 5-10, 2002. Beiträge in: The Human Nervous System. Elsevier, Amsterdam, 2004

Als mir am Ende dieser Konferenz ein Projekt vorgestellt wurde, in dem die Wirkung von Geschmacks- und Geruchsreizen auf die Gehirnfunktion trainierter und untrainierter Personen verglichen werden sollte, habe ich diesen Vorschlag trotz allseits vorgetragener Bedenken mit Begeisterung akzeptiert. Warum? Weil ich der Meinung bin, dass alle wissenschaftlich orientierten Forschungsansätze im positiven Sinn verfolgt werden können und besonders dann Unterstützung verdienen, wenn die Fragestellung von allgemeinem Interesse und sich der personelle, finanzielle und organisatorische Aufwand zum Wohl der Allgemeinheit rechnet. Der zweite, wichtigere Grund, liegt aber darin, dem großen Interesse nachzukommen, das Gehirn in seiner komplexen morphologischen und funktionellen Einheit besser kennen und verstehen zu lernen und es damit in das Zentrum der bewunderungswürdigen harmonischen Komplexität des Menschen zu stellen. Dank der drei Komponenten, 1, der „Wiederbelebung" und Ergänzung der Ergebnisse vergangener Forschung am menschlichen Gehirn, 2, der experimentellen Forschung am Tiermodell und 3, der modernen Techniken struktureller, funktionell-physiologischer und molekularer Bildgebung, löst sich nun der Blick aus der reduktionistischen Perspektive. Wir sind Zeugen, wie das menschliche Gehirn seiner mysteriösen Faszination entwächst. Solche Aspekte unserer Reaktionen auf Geschmack und Geruch, die bislang nur der subjektiven Beschreibung zugänglich und unserem Denken vorher fremd waren, stehen nun einer rationalen Bewertung offen. Im Fall der von der IRCCS unterstützten Studie deuten die Ergebnisse auf Möglichkeiten von Lern- und Trainingsprozessen, und geben Hinweise darauf, wie sich die Personen um eine erhöhte Genussfähigkeit bereichern und vielleicht auch das Appetenzverhalten beeinflussen können.

Es ist bereichernd zu erleben, wie wir mit Bescheidenheit und Respekt, mit kleinen, aber wichtigen Schritten begonnen haben, die Schätze der „Wunderkammer" Gehirn zu entdecken und zu verstehen und so unser eigenes Gehirn kenntnisreicher und bewusster, als früher möglich war, erleben und verstehen können.

Dr. Luigi Amadio, Direktor IRCCS (Istituto di Ricerca e Cura a Carattere Scientifico)
Fondazione Santa Lucia, Rom, Italien
www.hsantalucia.it

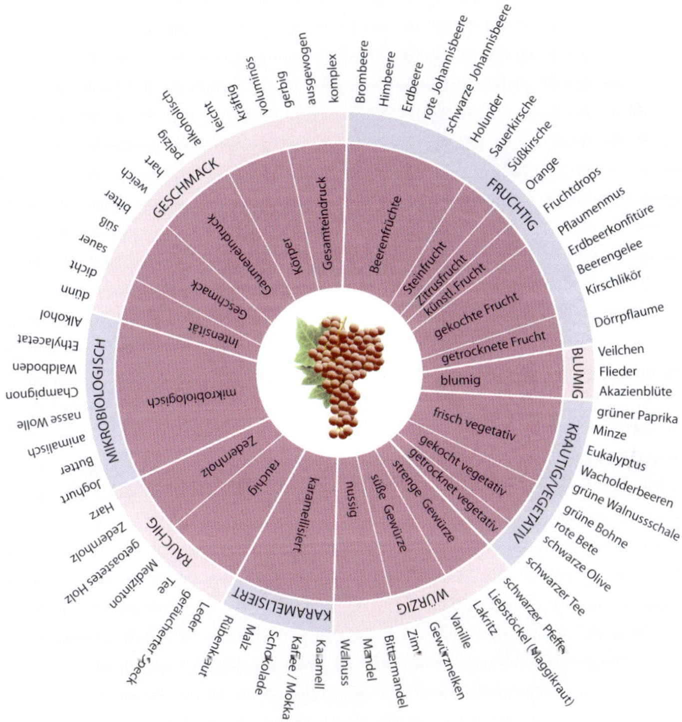

Aromarad - Rotwein
(nach A. C. Noble, modifiziert von U. Fischer und Deutsche Weinakademie, Mainz)

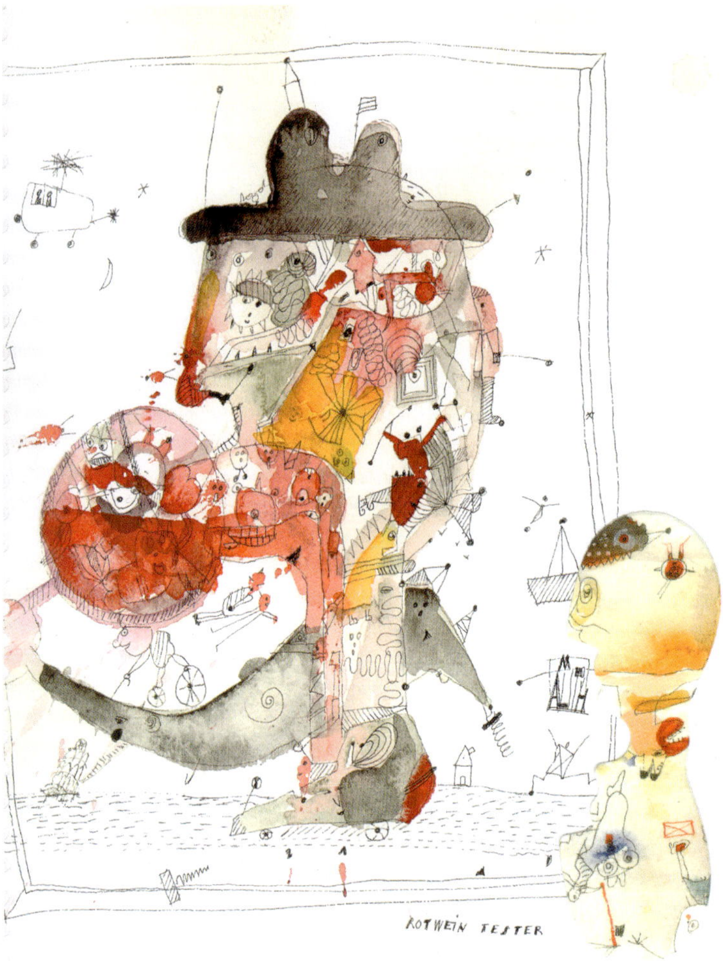
ROTWEIN TESTER

Grußwort

Es mag auf den ersten Blick befremden, dass Liebhaber des Weines sich anhand des hier vorgelegten Buches intensiver mit der menschlichen Neuro-Anatomie und -Physiologie beschäftigen sollen. Doch, gemach, gemach!

Als mir das in Italien erschienene Büchlein in die Hände fiel, war ich zunächst auch skeptisch. Das im Original „Sensi DiVini" betitelte Werk gibt seine Intention nicht sofort preis. „Sensi DiVini" ist ein Titel, dessen Doppelsinn leider nicht analog in die deutsche Sprache zu übertragen ist. „Sinne des Weines" oder „Göttliche Sinne", bereits im Titel wird deutlich, worum es gehen soll.

Behutsam wird der Leser von Fachexperten und Weinliebhabern hingeführt zur Bedeutung der Sinnesnerven beim Weinkonsum. Nicht immer bedenken wir im Alltag, dass bei Essen und Trinken nicht nur Geschmacks- und Geruchsempfindungen sondern eigentlich alle Sinne (auch Tasten, Hören, Sehen) angesprochen werden. Erst das harmonische Zusammenspiel aller Sinne vermittelt uns beispielweise die Aromafülle eines Spitzenweines.

In diesem Sinne ist eine Weinverkostung in der Tat eine Herausforderung an unser Gehirn, wie ein Kapitel des Buches behauptet. Und was liegt dann näher als der ebenfalls im Buch dokumentierte Versuch eines Sterne-Kochs, die Neuronen durch gutes Essen zu „beschwingen".

Die Deutsche Weinakademie hofft, allen Weinliebhabern mit dieser Neuveröffentlichung vertiefte Einblicke in die Komplexibilität und Faszination des bewussten Weintrinkens vermitteln zu können. Viel Freude bei theoretischem Studium und praktischer Anwendung!

Mainz, im Januar 2005
Prof. Dr. med. Hans R. Vogel
Vorsitzender des Wissenschaftlichen Beirates der Deutschen Weinakademie

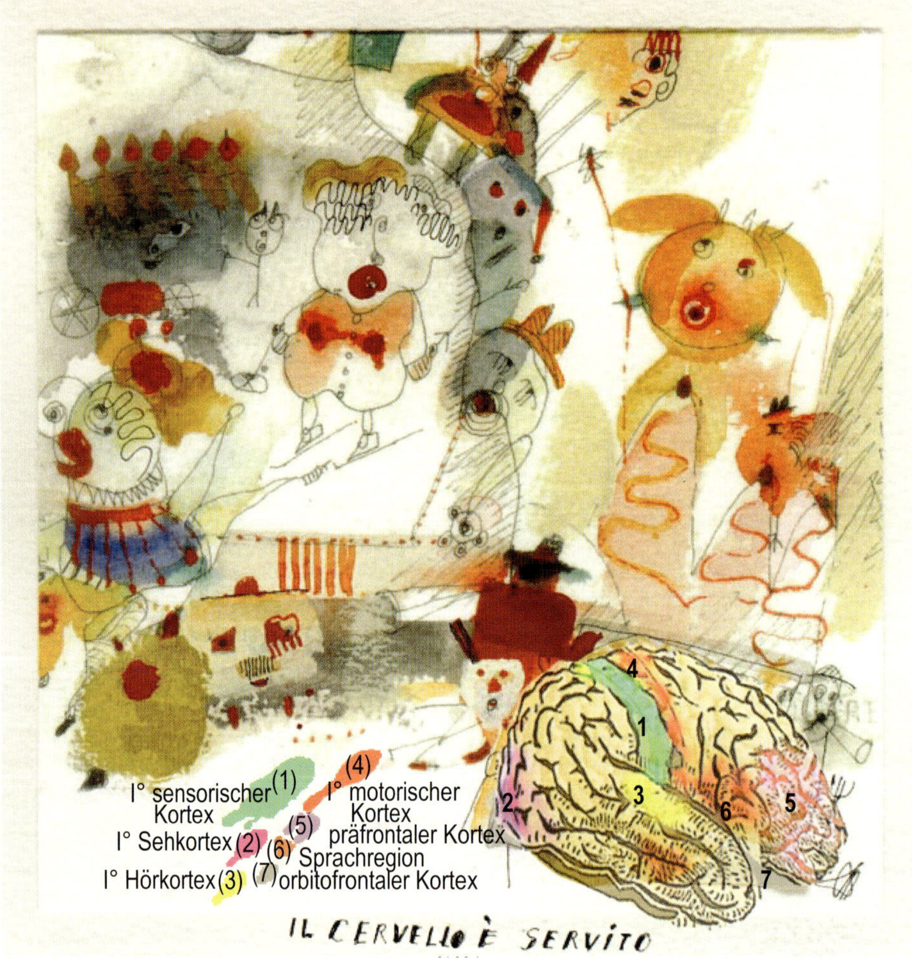
4
1
2
3
6
5
7
(1) I° sensorischer Kortex
(4) I° motorischer Kortex
I° Sehkortex (2)
(5) präfrontaler Kortex
(6) Sprachregion
I° Hörkortex (3)
(7) orbitofrontaler Kortex
IL CERVELLO È SERVITO

Das Gehirn – eine Galaxie

Jürgen K. Mai

Institut für Neuroanatomie,
Heinrich - Heine - Universität,
Düsseldorf, Deutschland

Wohl jeder, der bei klarer Nacht in die Weite des Universums blickt, ist fasziniert von der unvorstellbaren Zahl der Sterne über unserem Kopf. Gleichermaßen unvorstellbar und nicht weniger faszinierend ist jedoch, was wir im Kopf tragen: das komplexeste System des Universums, mit einer Galaxie aus 100 Milliarden Nervenzellen, über ein Leitungsnetz von etwa 1 Million Kilometer Gesamtlänge und wahrscheinlich 100 Billionen Knoten verbunden. Es beinhaltet Ihr Fühlen und Denken, Ihre Ziele, Träume, Vorstellungen, Hoffnungen, Befürchtungen, Erinnerungen ... kurz, Ihr ganzes Leben...

Entwicklung - ein Schlüssel zum Verstehen

Dieses Universum, das die Vorstellung der Außenwelt und das Erleben des eigenen Ichs vereint, beginnt winzig und unscheinbar, aber auch einfach und überschaubar. Fast alles, was unser später hochkomplexes Gehirn ausmacht, ist anfänglich auf einer winzigen, mikroskopisch kleinen Fläche ausgebreitet wie der Plan eines Architekten (Abb. 1a). Während dieser aber sein Bauwerk vom Fundament bis zum Dach hochzieht und den Baufortschritt betreut, erfolgt der Aufbau des Gehirns aus seinem Inneren heraus und wird mit eigener Gestaltungskraft vorangetrieben und vollendet. Bereits zu Beginn dieser Entwicklung scheint eine Nervenzelle zu „wissen", welche Aufgabe ihr im späteren funktionierenden Gefüge zukommt; noch erstaunlicher: bereits jetzt scheint abgemacht, dass sie sich als Nervenzelle im Hirn eines Menschen entwickelt, mit anderen Aufgaben und Fähigkeiten als eine gleichartige Nervenzelle im Gehirn einer Maus, das sich zu diesem Zeitpunkt strukturell nicht unterscheidet. Uns bietet sich somit die Möglichkeit, einfache Prinzipien bei der Gestaltung des Gehirns zu verfolgen, die uns das Studium des erwachsenen Gehirns erleichtern. Wenn wir das weitere Geschehen verfolgen, erleben wir, wie sich die Fläche bereits nach wenigen Tagen ihrer Länge nach zusammenrollt und zu einem Rohr formt (Neuralrohr, Abb. 1, 2b).

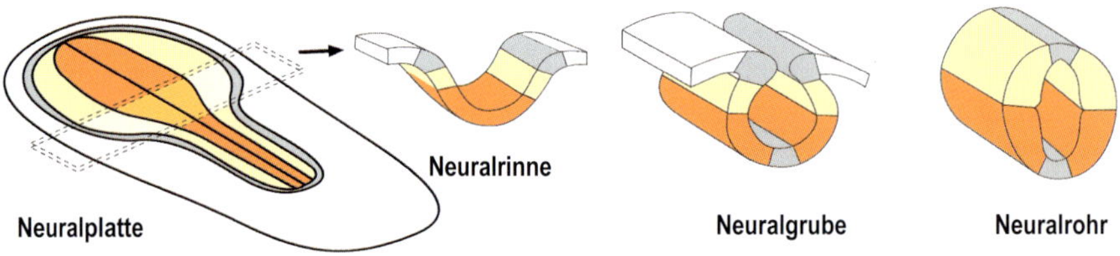

Abb. 1: Schematische Darstellung der Entwicklung des Neuralrohrs. Links: Embryo, ungefähr um die 2. Entwicklungswoche. Zu diesem Zeitpunkt sind zukünftiges Gehirn und Rückenmark auf wenigen mm^2 flächig ausgebreitet (Neuralplatte, farbiges Areal). Die Abschnitte des entwickelten Gehirns sind bereits topographisch festgelegt. Hier sind nur diejenigen Areale farbig hervorgehoben, aus denen sich die motorischen (orange) und die sensiblen (gelb) Abschnitte des Gehirns entwickeln. Das seitlich anschließende Gewebe verbindet sich und bildet später die Haut (weiß). Der markierte Sektor ist in seiner folgenden Entwicklung in b-d im Querschnitt abgebildet. Sie führt zur Bildung einer Grube, die sich zum (Neural-) Rohr schließt. Die Gliederung des Neuralrohres ist von fundamentaler Bedeutung, da sie ungeachtet aller weiteren Umgestaltungen auch im ausgebildeten Gehirn und Rückenmark erkennbar bleibt und so Gesetzmäßigkeiten seiner Organisation verrät.

Abb. 2 (rechts): Entwicklung des Gehirns. Wenn sich aus der Neuralplatte (a) das Neuralrohrs gebildet hat, entwickeln sich an dessen vorderem Ende drei blasenartige Auftreibungen, die ihrer Lage entsprechend als Vorder-, Mittel- und Hinterhirn bezeichnet werden (b). Das Vorderhirn erfährt wegen des Auswachsens der seitlichen Hemisphärenbläschen die größten Veränderungen. Es gliedert sich dann in das Endhirn mit den Hemisphären (die das spätere Großhirn bilden) und den tiefen Endhirnkernen sowie das Zwischenhirn (aus dem als wichtigste Strukturen später Thalamus und Hypothalamus hervorgehen) (c). d-f: Darstellung der Innenfläche des Gehirns. Abkürzungen: 1 Riechpedunkel; 2 Limbischer Kortex; 3 Striatum; 4 Basalkerne (Mandelkern, Septumkerne, Ncl. accumbens, Tuber olfactorium); 5 Thalamus; 6 Hypothalamus mit Hypophyse; 7 Balken (schwarz).

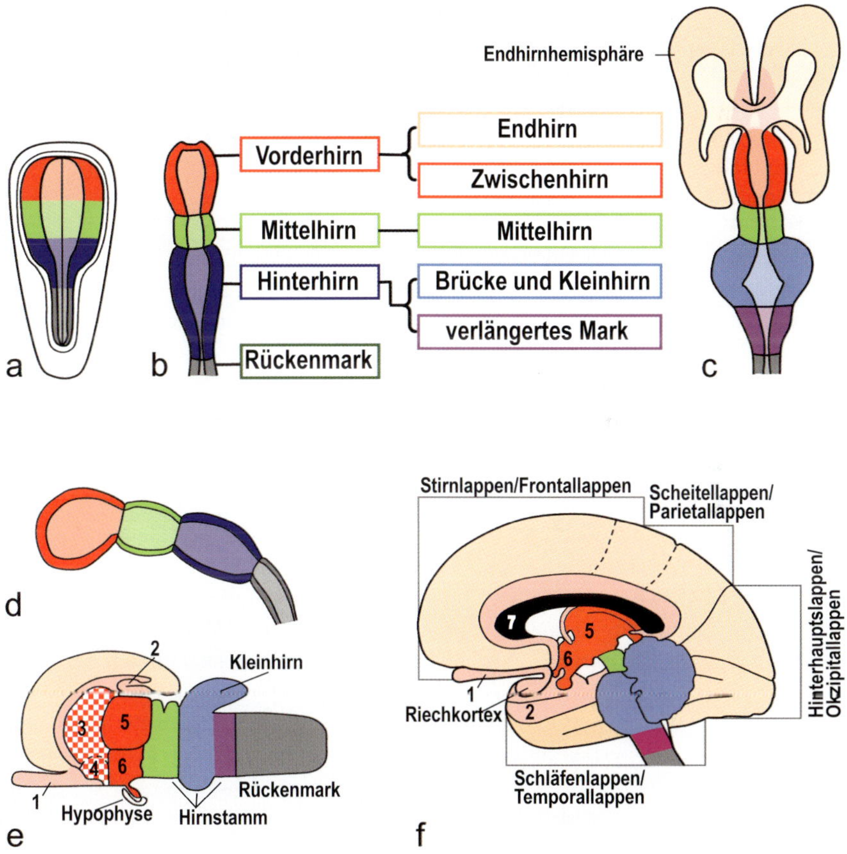
Endhirnhemisphäre
Endhirn
Vorderhirn
Zwischenhirn
Mittelhirn
Mittelhirn
Hinterhirn
Brücke und Kleinhirn
verlängertes Mark
Rückenmark
a
b
c
d
Stirnlappen/Frontallappen
Scheitellappen/
Parietallappen
Hinterhauptslappen/
Okzipitallappen
7
5
6
1
Riechkortex
2
Schläfenlappen/
Temporallappen
2
Kleinhirn
3
5
4
6
1
Hypophyse
Hirnstamm
Rückenmark
e
f

Nach dem Verschluss am vorderen und hinteren Ende des Rohrs erscheint unser zukünftiges Gehirn (mit Rückenmark) wie ein zigarrenförmiger, dickwandiger Ballon, dessen Außenhaut aus einer einzigen Schicht von Zellen und dessen Binnenraum aus Flüssigkeit (Hirnwasser, Liquor) besteht. Der Liquorraum bleibt später als Ventrikelraum erhalten. Die Zellen in der Außenhaut verhalten sich wie Stammzellen; aus ihnen entstehen alle Zellelemente des Gehirns: die Neurone, Gliazellen und Spezialformen, die schließlich das Gehirn bilden. Bis zur Geburt werden durchschnittlich 250 Tausend Neurone pro Stunde produziert! Die Zahl der Gliazellen im erwachsenen Gehirn soll um den Faktor 10 größer sein.

Was im entwickelten Zustand als hoch kompliziertes Organ erscheint, ist zunächst also nichts weiter als die Umgestaltung eines „simplen", überschaubaren Entwurfs. Durch ungleiches Wachstum werden nun einige Gebiete vergrößert, andere verkümmern, wodurch Faltungen, Krümmungen, Aus- oder Einsackungen entstehen. Besonders auffallend sind blasige Aussackungen am vorderen Ende des eingangs beschriebenen Rohrs, die sich expansiv zu den beiden Großhirnhemisphären entwickeln und später den Hauptteil des Gehirns ausmachen (Abb. 2c). Wie diese Umgestaltung abläuft und reguliert wird, erscheint immer noch schwer verständlich, obgleich moderne genetische und molekularbiologische Methoden zunehmend Licht in das Geschehen bringen. Wahrscheinlich wird schon in naher Zukunft ein einigendes Konzept Klarheit bringen und dieses Rätsel lösen, um damit einen Zustand zu beenden, der gegenwärtig noch von Spekulationen und ungeordnetem Detailwissen gekennzeichnet ist - ähnlich wie dies vor der Beschreibung des Periodensystems der Elemente, der Entwicklung der Quantentheorie oder der Entschlüsselung des genetischen Codes in den entsprechenden Disziplinen der Fall war.

Das enorme Größenwachstum der Hemisphären, die die anderen Hirnteile zunehmend überlagern, und die Oberflächengestaltung in Windungen und Furchen bestimmen nun die weiteren vorgeburtlichen Monate (Abb. 3). Obgleich zum Zeitpunkt der Geburt (ca. 40 Wochen) die äußere Form (nicht die Größe) dem erwachsenen Gehirn gleicht, ist die innere Ausgestaltung längst nicht abgeschlossen, wie sich an der Gewichtszunahme

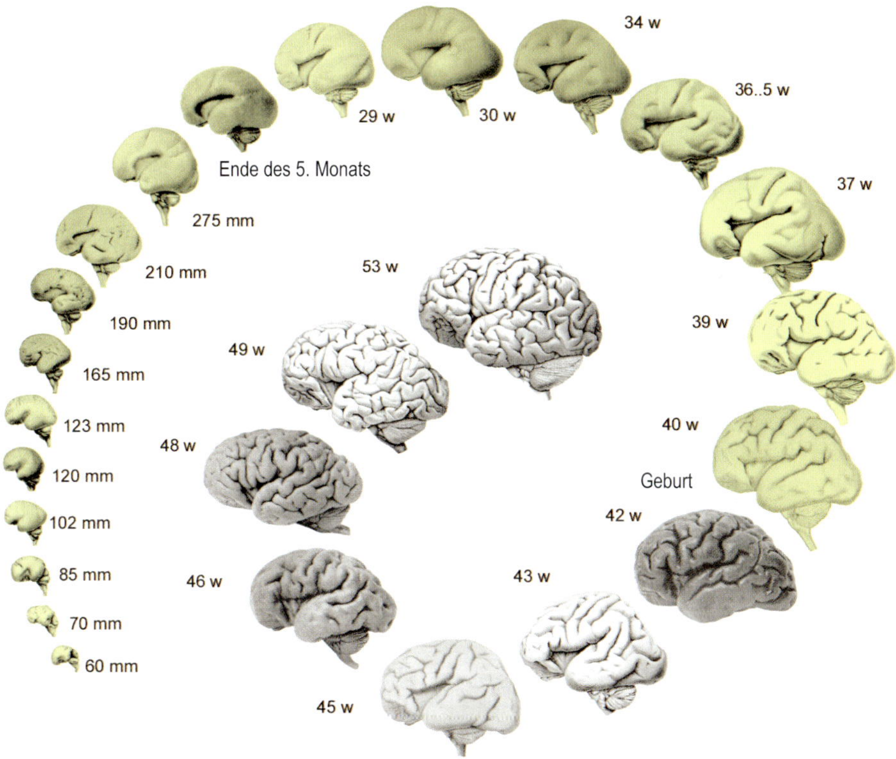

Abb. 3: Seitendarstellung des Gehirns von der 9. Entwicklungswoche (60 mm Schädel-Steisslänge) bis zum Zeitpunkt kurz nach der Geburt (gelb: vorgeburtliche Stadien der Hirnentwicklung). Diese Zeitspanne wird vom enormen Größenwachstum der Hemisphären, die die anderen Hirnteile zunehmend überlagern, und der Oberflächengestaltung in Windungen und Furchen bestimmt.

von etwa 400 Gramm bis etwa 1 kg gegen Ende des ersten Lebensjahres zeigt. Beim Erwachsenen wird es zwischen 1200 und 1400 wiegen.

Entwicklung von Geruch und Geschmack

Zu welchem Zeitpunkt die Geschmacks- und Geruchswahrnehmung im Mutterleib einsetzt und welche Rolle diese Wahrnehmungen beim Föten haben, ist nicht ganz sicher. Aus anatomischen Befunden und Verhaltensäußerungen Frühgeborener lässt sich schließen, dass gustatorische Reaktionen bereits während der 24. pränatalen Woche und Empfindungen auf Geruchstoffe um die 28. Woche ausgelöst werden können. Möglicherweise wird der Fötus noch vor der Geburt über die Nabelschnur mit dem Geruch der Mutter vertraut gemacht. Zum Zeitpunkt der Geburt ist der gesamte chemosensorische Apparat ausgebildet und funktionstüchtig. Neugeborene können dann bereits auf eine breite Spanne von Gerüchen reagieren und zwischen den verschiedenen Geschmackskomponenten unterscheiden. Ein wichtiger Aspekt hierfür ist das aktive Aufsuchen der mütterlichen Brust zur Nahrungsaufnahme. Dies spricht dafür, dass Geruchs- und Geschmacksvorlieben genetisch programmiert sind. Andererseits sprechen die Tatsache familiärer und kultureller Einflüsse auf die Bewertung des Nahrungsgutes und die diesbezüglichen Unterschiede in der Genussbildung auch dafür, dass bereits sehr früh eine reizspezifische Sensitivität des Geruchsapparats ausgeprägt wird, die von der Umgebung und von Erfahrungen unmittelbar nach der Geburt bestimmt ist. Zahlreiche Forscher sind sich darin einig, dass das Nahrungsangebot unmittelbar nach der Geburt einen langfristigen Effekt auf die spätere Nahrungswahl haben kann. Hier mag bereits die Grundlage für spätere Präferenzen von nahrungsassoziierten Gerüchen im Erwachsenenalter gelegt werden und eine Erklärung für die individuelle Eß- und Trinkkultur liegen.

Das erwachsene Gehirn

Wenn das entwickelte Gehirn aus der Schädelhöhle herausgehoben wird (Abb. 4) ist es aus oben beschriebenen Gründen das Großhirn, das am stärksten beeindruckt. Die anfänglich bestechende Einfachheit ist nun nicht mehr augenfällig, und man muss das Gehirn zerlegen, um die ursprüngliche Ordnung auch nur andeutungsweise wieder zu erkennen.

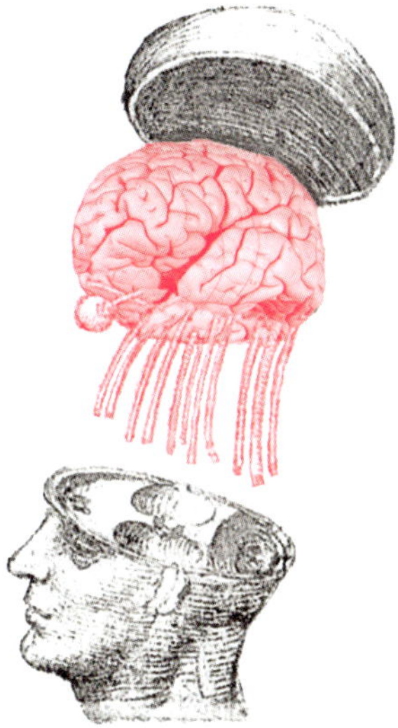

Abb. 4: Bei der Entnahme des Gehirns aus der Schädelhöhle überrascht zunächst die gefurchte Oberfläche des Großhirns (nach Leonardo da Vinci).

Die Namen, die zur Beschreibung der Bestandteile verwendet werden, beziehen sich daher meist auf ihr Aussehen oder ihre Lage. Hier wird von grauer (Griseum) und weißer Substanz (Album) gesprochen, je nachdem ob man Ansammlungen von Nervenzellen oder ihre Fortsätze meint. Die Außenschicht der Hemisphären mit ihren Nervenzellen wird als Rinde (Kortex) dem darunter gelegenen Mark aus Zellfortsätzen, Axonen (Medulla) gegenübergestellt; beide gemeinsam bilden den Hirnmantel (siehe Pritchard, Abb. 2, S. 24). Tiefer gelegene Ansammlungen von Nervenzellen werden allgemein als Kerne bezeichnet; auch sie kommen mit sonderbaren Namen daher: Streifenkörper (Striatum), Mandelkern (Amygdala), Ehebett (Thalamus), Kissen (Pulvinar), Brüstchen (Corpus mamillare), Kniehöcker (Corpus geniculatum), unbenannte Region (Substantia innominata) oder bläulicher Ort (Locus coeruleus)... (siehe Glossar). Einfacher ist die Namensgebung der Endhirnoberfläche (Rinde, Kortex) zu verstehen, deren Territorien nach den anliegenden Schädelknochen benannt werden (Abb. 2 und 5; Box S.15). Derartiges Vokabular mag der Kommunikation dienen, trägt selbst aber zum Verständnis des Gehirns nicht bei.

Hauptbestandteile des Gehirns

Als Abkömmling des Hinterhirns umfasst der *Hirnstamm* das verlängerte Mark, sowie Brücke und Kleinhirn. Es ist der mit dem Rückenmark verbundene Teil des Gehirns (Abb. 2). In seinen Strukturverhältnissen ist er ein konservativer Hirnabschnitt mit weitgehenden Ähnlichkeiten zwischen den Säugern. Dies ist ein Hinweis auf gemeinsame grundlegende Aufgabenbereiche. So liegen im Hirnstamm Kerngebiete, die lebenswichtige Körperfunktionen wie Atmung und Pulsfrequenz kontrollieren, und Areale, die für allgemeine Wachsamkeit zuständig sind. Er enthält die Nervenzellen, die für das Sprechen, die Zungenbewegungen, das Schlucken, Erbrechen und zahlreiche Eingeweidefunktionen bestimmend sind. Im Hirnstamm befindet sich auch der Umschaltort für Fasern aus den Rezeptororganen der Zunge (siehe Pritchard, Abb. 1, S. 20). Das *Kleinhirn* ist ein Abschnitt des Hirnstamms mit zwei halbkugeligen Seitenteilen (Kleinhirn-Hemisphären), die über einen mittig gelegenen „Wurm" verbunden sind. Das Kleinhirn dient der Gang- und Haltungskontrolle; d.h., es ist dafür zuständig, dass wir der Schwerkraft widerstehen, das Gleichgewicht behalten und Muskelbewegungen koordiniert und geschmeidig durchführen. In letzter Zeit häufen sich Hinweise darauf, dass hier erlernte Reaktionen gespeichert werden und dass es an der Sprachproduktion und am Sprachverstehen und schließlich bei der Modulation von Denkvorgängen und Affekten beteiligt ist.

Das *Mittelhirn* bildet das Bindeglied zwischen Hirnstamm und Vorderhirn. Es enthält zwei Kerne, die für die Motorik bedeutsam sind: den roten und schwarzen Kern. Der rote Kern nimmt Einfluss auf den Muskeltonus und die Körperhaltung. Der schwarze Kern enthält Dopamin-Neurone, die für Planung und Ablauf komplexer Bewegungen wichtig sind. Ihr Verlust führt zur Parkinson'schen Erkrankung.

Das *Zwischenhirn* enthält als wichtigste Bestandteile den Thalamus und den Hypothalamus. An die äußere Oberfläche tritt nur der Hypothalamus mit der Sehnervenkreuzung und seiner Verbindung zur Hirnanhangsdrüse (Hypophyse)(Abb. 2 e,f). Der Hypothalamus wird als „Kopf“ des inneren Milieus beschrieben. Er sorgt dafür, dass sich der Organismus trotz ständiger Auseinandersetzung mit der Umwelt in einem Zustand des metabolischen Gleichgewichts befindet. Indem er für die Beständigkeit des inneren Milieus Sorge trägt, bildet er die „Voraussetzung eines freien, unabhängigen Lebens” (Claude Bernard, 1878). Der Hypothalamus trägt Sorge, dass elementare Bedürfnisse wie Essen und Trinken befriedigt werden. Er spielt daher für unser Appetenzverhalten eine bedeutende Rolle. Schließlich tickt im Hypothalamus auch unsere innere Uhr, die unserem Verhalten und den verschiedenen Organsystemen eine geregelte Arbeitszeit auferlegt. Er bildet damit die Voraussetzung einer zyklischen Routine der Lebensäußerung. Oberhalb des Hypothalamus, im Zentrum des Gehirns, liegt die mächtigste zentrale Kernregion, der Thalamus. Ihn müssen (außer der Geruchsinformation) alle Informationen (zum Beispiel über Geschmack, Konsistenz, Temperatur, Schmerz) passieren, bevor sie den Kortex, in dem Wahrnehmungsprozesse bewusst werden, erreichen. (Hier liegt demnach auch der Ort, an dem die Geschmacksfasern vor ihrer Weiterleitung zum Geschmackskortex umgeschaltet werden; siehe Pritchard, Abb. 1, S. 20). Der Thalamus dient als ein zentraler Filter, der den Informationsfluss zum Kortex auf seine Wichtigkeit hin analysiert; d.h., indem Informationen, die uns von der Zuwendung zum Wichtigen ablenken, unterdrückt werden, hilft er uns, dass wir selektiv von Dingen und Vorgängen hoher Priorität Notiz nehmen und das Unwesentliche ignorieren.

Das *Endhirn* besteht aus zwei Hemisphären, die durch die mächtige, kompakte Faserverbindung des Balkens (Corpus callosum) verbunden sind. In jeder Hemisphäre lässt sich ein äußerer, kortikaler Teil (Hirnrinde, Cortex cerebri) und ein tiefer gelegener, innerer Teil (Mark, Medulla) unterscheiden. Die Hirnrinde überzieht wie ein stark geknitterter und gefalteter Umhang die gesamten Hemisphären. Ihre wulstigen Erhebungen werden als Windung (Gyrus), ihre Einsenkungen als Furche (Sulcus) bezeichnet. Das individuelle Furchungsmuster beim Menschen ist im Detail sehr unterschiedlich, ist aber trotz aller individuellen Unterschiede sehr typisch (Abb. 3). Zur Gliederung der Hirnrinde siehe Textbox (S. 11).

Im Mark eingebettet liegen die Ventrikelräume des Endhirns und Kerngebiete (z.B. Streifenkörper und Mandelkern). Der Streifenkörper (Striatum) hält Bewegungsprogramme bereit und regelt die Abstimmung erlernter Bewegungsabläufe. Eine Beeinträchtigung seiner Funktion äußert sich in charakteristischen Bewegungsstörungen, darunter die Parkinson Erkrankung. Unter dem Streifenkörper, an der Hirnbasis, befindet sich die

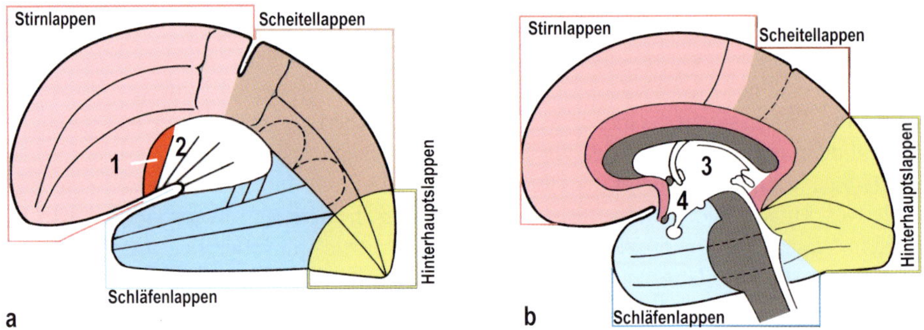

Abb 5: Schematische Darstellung der Gliederung der Hemisphärenoberfläche. Außenfläche der linken Hemisphäre. a) Stark vereinfachte und schematisierte Seitenansicht des Gehirns. Die Insel, die während der Fetalperiode zunehmend vom Kortex der umgebenden Hirnlappen (dem frontalen, parietalen und temporalen Operculum) überdeckt wird (vergleiche mit Abb. 3), ist in diesem Schema freigelegt. b) Innenfläche des Gehirns (ohne Kleinhirn). Abkürzung: 1: frontales Operculum (Klappdeckel, dunkelrot); 2: vorderer insularer Kortex. Beide repräsentieren die primäre Geschmacksregion, 3: Thalamus, 4: Hypothalamus.

basale Vorderhirnregion, ein wichtiger Durchgangsort von Fasersystemen, die für viszerale Vorgänge, Emotionen, Belohnungsreize etc. wichtig sind und daher im Zentrum wissenschaftlichen und klinischen Interesses stehen. (Die folgenden Kapitel zeigen, dass die basale Vorderhirnregion mit ihren Verbindungen zum orbitofrontalen und präfrontalen Kortex, dem „limbischen System" (siehe unten) und Hypothalamus, eine äußerst wichtige Rolle bei der subjektiven Bewertung von Nahrungsmitteln, also auch beim Weingenuss, spielt). Der Mandelkern (Amygdala) ist als wichtiges Element des limbischen Systems für Emotionen, Verhalten und Motivation zuständig. Er hilft uns,

Gliederung der Hirnrinde: Die Hirnrinde wird in vier Lappen eingeteilt, die wegen ihrer Lagebeziehung zu den gleichnamigen Schädelknochen als Stirn-, Scheitel-, Schläfen- und Hinterhauptslappen bezeichnet werden. Hinzu kommt die Insel und der Kortexteil, der den Saum (Limbus) der Hemisphären bildet und deshalb am Übergang zum Hirnstamm liegt (Lobus limbicus). Jeder Lappen kann wiederum in funktionelle Regionen unterteilt werden: Im **Stirnlappen** findet sich der motorische Kortex, der die willkürliche Bewegung organisiert. Daneben liegt ein Rindenfeld für die Strategie, Planung und Koordinierung des Handlungsablaufs und für die Sprachproduktion. Im basalen Abschnitt, über der Augenhöhle, liegt der *orbitofrontale Kortex*, in dem Bewertungen von Sinneserfahrungen vorgenommen werden (siehe Kapitel Rolls). Der benachbarte Kortexabschnitt auf der Innen- und Außenseite der Hemisphäre wird als *medialer bzw. dorsolateraler präfrontaler Kortex* bezeichnet. Ihm verdanken wir unsere typisch menschlichen Wesenszüge, darunter Persönlichkeitsstruktur, Selbsterfahrung, Selbstbewusstsein und planendes Handeln. Der **Scheitellappen** beherbergt den Kortex, der mit der bewussten Verarbeitung der Sensibilität der Haut sowie der Kraft- und Lageempfindung unserer Gliedmaßen beauftragt ist. Ein anderer Teil dient zusammen mit angrenzenden Abschnitten des Schläfenlappens dem Sprachverständnis. Der Rest des Scheitellappens ist wichtig für die Orientierung des Individuums in Raum und Zeit. Im **Schläfenlappen** liegen die primäre Hörrinde, das sensorische (primäre) Sprachzentrum und Teile des limbischen Systems; es ist auch in komplexe Aspekte von Lernen und Gedächtnis eingebunden. Der **Hinterhauptslappen** enthält das Sehzentrum. Äußerlich nicht erkennbar ist ein Rindenteil an der Außenfläche, die **Insel**, über die sich Abschnitte der benachbarten Rindenlappen wie „Klappdeckel" geschoben haben. In dieser Region münden die Geschmacksfasern (siehe Beitrag von Pritchard). Schließlich findet sich ein Rindenareal, das sich über mehrere Lappen erstreckt und deshalb als eigenständiger „**Lobus limbicus**" bezeichnet wird (Abb. 2c, 5b). Er ist mit seinen Verbindungen zu zentralen Kernen der Namensgeber des „limbischen Systems", das das emotionale Leben steuert, aber auch für Gedächtnisprozesse und die interne Biographie, die „Lebenserfahrung", zuständig ist.

zu reagieren; LeDoux nennt ihn die „Nabe im Rad der Angst". Er steht damit in funktionalem Dualismus mit weiter vorne gelegenen Komponenten des limbischen Systems, die uns eher positive, hedonistische Gefühle vermitteln und auch das sog. „Belohnungs-" oder „Vergnügungszentrum" beinhalten. Dass es zu einfach wäre, von Regionen zu sprechen, die sich auf Angenehmes und Abstoßendes spezialisieren, zeigt der Beitrag von Rolls.

Entsprechend der unterschiedlichen Aufgabenbereiche zeigt die Rinde bei mikroskopischer Betrachtung in den verschiedenen Abschnitten einen unterschiedlichen Aufbau. Er reicht von drei Schichten, wie in der primären Riechregion, zu sechs Schichten, wie sie für die meisten Abschnitte der Rinde typisch sind (siehe Beitrag Price). Es ist eine der spannenden Aufgaben gegenwärtiger wissenschaftlicher Forschung, die Strukturunterschiede der Hirnrinde mit den Aktivierungsorten zu korrelieren, die dank der modernen bildgebenden Verfahren in Abhängigkeit von unterschiedlichsten Leistungen sichtbar gemacht werden können. Derartige Verfahren (besonders die funktionelle Magnetresonanz-Tomographie, fMRT, siehe Textbox S. 54) erlauben die Darstellung von „aktiven" Hirnstrukturen in Schichtbildsequenzen mit hoher Detailauflösung (siehe Beitrag von Scanderbeg und Mitarbeitern).

Systeme

Wichtiger als eine Beschreibung von Strukturen des Gehirns ist die Organisationsform, in der die strukturellen Elemente zusammengefasst sind. Wir sprechen hier von Systemen, die jeweils hierarchisch gegliedert und mit dem Rest des Gehirns vernetzt sind: dem motorischen System etwa, das unserer Körperbewegung dient, dem vegetativen System zur Steuerung unserer Eingeweideorgane, dem limbischen System, das unsere Emotionen und Affekte bestimmt und für Gedächtnisleistungen unverzichtbar ist, sowie Systeme, die unsere Aufmerksamkeit und Denkprozesse beeinflussen. Am leichtesten zu verstehen ist das sensible System, das der Gewinnung von Informationen dient: Das Auge beispielsweise arbeitet ähnlich wie eine Kamera, wobei die Netzhaut als Film- oder Rezeptorebene die Netzhaut dient, von der die „Abbildungen" über die

Sehbahn zum Gehirn geleitet werden, wo sie Empfindungen und Wahrnehmungen auslösen (siehe Rolls, Abb. 1, S. 41). In ähnlicher Weise werden andere Signale über Sensoren (Rezeptoren) aus der Umwelt (Geruch, Geschmack, Schalldruck, mechanische oder chemische Reizung etc.) oder aus unserem Körper nutzbar gemacht (Durst, Hungergefühl). Diese Eingänge ermöglichen uns, auf Umwelt- und Körperreize zu reagieren. Am Beispiel des Geruchs- und Geschmacksystems, die in den folgenden Kapiteln erörtert werden, wird deutlich, dass die entsprechenden Sinneskanäle stereotyp organisiert sind, aber nie unabhängig von anderen Systemen arbeiten (siehe Rolls, Abb. 1, S. 41). In der Hirnrinde werden diese 'Signale' (über einen Mechanismus, der als 'Bindung' oder multisensorische Integration bezeichnet wird), weiteren Verarbeitungsgebieten zugeführt, um Stimmungen zu erzeugen, als Gedächtnisinhalt verfügbar zu sein und Lernprozesse und Verhaltensweisen zu beeinflussen. Die Beschreibung der Aufgabenbereiche einzelner Strukturen gibt also nur einen kleinen Ausschnitt ihrer gesamten Funktionsbeziehungen wieder.

Ausblick

Es wurde deutlich, dass vor dem Verständnis der Hirnfunktion ein Ballast von Faktenwissen steht, weil sich nur aus der Strukturkenntnis heraus ein Verständnis der Arbeitsweise ableiten lässt. Wie sich der Astronom bei der Bestimmung einer Galaxie im Speziellen verliert, so „verbohren" sich die Neurowissenschaftler in den Details unseres Gehirns. Jeder Wissenszuwachs aber bedeutet ein weiteres Glied in der Erkenntnis unseres Selbst und des Spektrums unserer Erlebnisweise. Am Beispiel des Gehirns des Sommeliers werden Besonderheiten des Bewertungsvorganges und des Erlebnisumfangs deutlich, die mit neuesten Methoden erfasst werden können. Wir stehen allerdings erst am Anfang der Möglichkeiten, die dank der funktionellen Bildgebungsverfahren gewonnenen „Aktivierungszonen" mit dem Netzwerk der betroffenen Hirnstrukturen in Verbindung zu setzen.

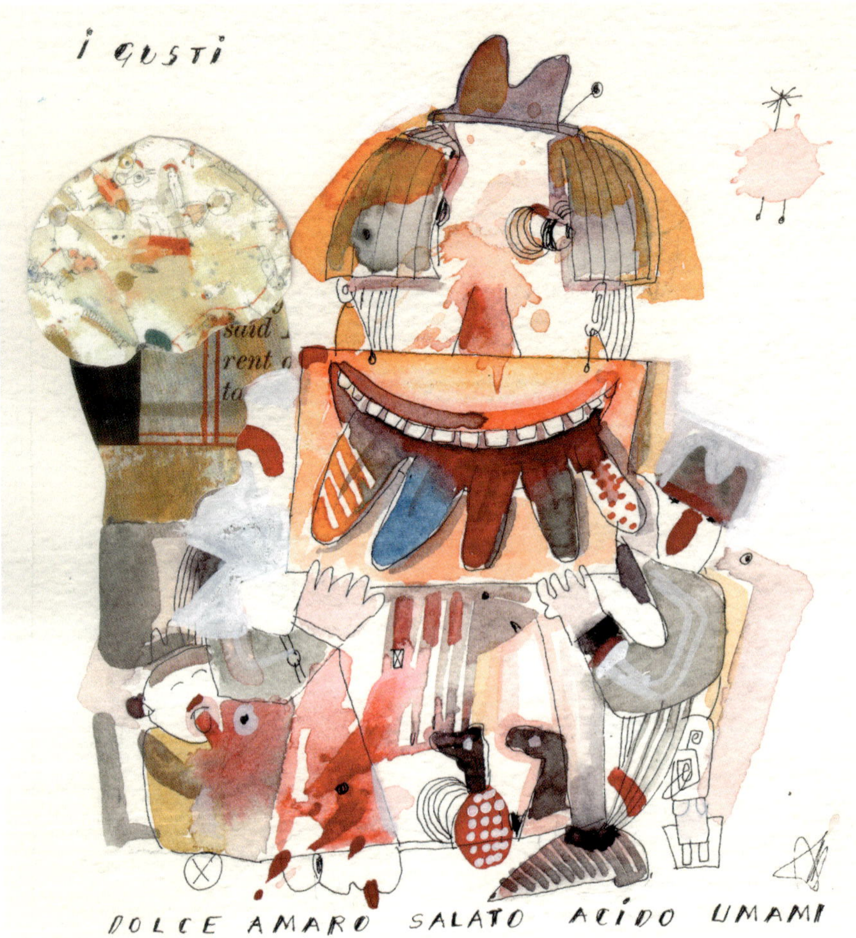
i gusti
DOLCE AMARO SALATO ACIDO UMAMI

Der Geschmackssinn und seine *Love Affair* mit dem Wein

Thomas Pritchard

College for Medicine,
Pennsylvania State University,
Hershey, PA, USA

Zeugt es nicht von bedenkenswerter Ironie, dass wir beim Genuss eines edlen Tropfens seinen guten „Geschmack" loben, nicht aber den Geruch, der dabei eine wichtigere Rolle spielt? Ähnlich geht es uns beim Essen, denn auch hier verdanken wir den Genuss eher dem Geruchs- als dem Geschmackssinn. Anstelle vom „Feinschmecker" sollte man daher eher vom „Feinriecher" sprechen. Um zu verstehen, warum der Geschmackssinn höher eingestuft wird, während er entgegen gängiger Meinung bei der Qualitätsbewertung des Weines eine untergeordnete Rolle spielt, muss man sich genauer ansehen, wie und wo wir „schmecken".

Beim Essen und Trinken spielen nicht nur Geschmacks- und Geruchsempfindungen eine Rolle, sondern auch die Wahrnehmung von Temperatur, das Tastempfinden, sogar Seh- und Hörerlebnisse. Sie alle verschmelzen zu einer einzigen emotionalen Wirkung, die uns die Aromafülle (flavor) erleben lässt. Es ist diese Verschmelzung der verschiedenen Wahrnehmungselemente, die uns verstehen lässt, warum wir Aroma an Zunge und Gaumen lokalisieren. Sie hängt mit den beiden Aufgaben des Geschmacksystems zusammen, der Identifikation des Nährwertes von Speisen und Getränken und dem Schutz vor der Aufnahme giftiger Substanzen.

Die Mechanismen, die Geschmack- und Geruchsinn anwenden, um Genießbares von Ungenießbarem zu unterscheiden, sind einfach, jedoch auch leicht zu täuschen. Wir verzehren in der Regel nur gut schmeckende und gut riechende Lebensmittel. Da wir ein Aroma unmittelbar nach der Aufnahme der Speisen und Getränke am Gaumen wahrnehmen, wird dort die emotionale Wirkung ausgelöst, die von angenehmen Gefühlen bis zu Ablehnung und Ekel reicht, und dadurch bestimmend dafür ist, ob wir die Speise aufnehmen oder ablehnen. Da sich diese Entscheidung zwischen Schlucken und Ausspucken am Gaumen abspielt und sich am wirkungsvollsten beim Erwürgen von Bitterstoffen äußert, glauben die meisten Menschen, dass der Geschmacksinn die wichtigste Komponente bei der Bildung des Aromas sei. Doch unterliegen sie hier einer Täuschung, denn ungleich größeren Einfluss auf das Aroma besitzt der Geruchsinn.

Das sensorische Spektrum

Die Vielfalt des Weines in den unterschiedlichen Anbaugebieten verdanken wir zahlreichen Faktoren: der Bodenqualität, dem Klima, der Rebsorte, der Pressung, der Reifung, der Assemblage und der Fachkenntnis des Winzers. Eingriffe oder Änderungen in nur einer Kategorie betreffen das Gesamtspektrum der Aromen und damit ihre Wirkung auf die geschmackliche, olfaktorische, taktile, thermische und optische Wahrnehmung des Weins. Kein Wunder, dass es so viele verschiedene Weinarten gibt, wenn wir bedenken, wie sehr jede einzelne Note variieren kann.

Zur Beschreibung und Bewertung dieser Vielfalt an Weinen steht uns ein hoch spezialisiertes, wortreiches Vokabular zu Verfügung (vgl. Aromaräder auf Seite VII und XI). Die meisten Begriffe liegen auf einer umfassenden Skala, die von objektiven zu subjektiven Bedeutungskriterien reicht. Unter ihnen finden sich, wie selbst Weinexperten und Sommeliers zugestehen, nicht wenige, die - wohlwollend gesprochen - unverständlich oder unsinnig sind. Einige Beispiele aus einer jüngst erschienenen Broschüre: „barocker Typ mit sympathischen Pausbacken und Engelsflügeln“; „Geschmack nach feuchtem Tropentrip“ ... Der Grund hinter derartig überspitzten Formulierungen ist leicht zu verstehen: Wir haben ein gutes Unterscheidungsvermögen für verschiedene Duftkomponenten. Allerdings bedarf die Identifizierung von Aromen des Gedächtnisses; darin etwa der Rolle beim Vergleich von Bildern beim Sehsystem vergleichbar. Wir müssen also Aromen mit Etiketten versehen, die wir später auch wieder zuordnen können - keine leichte Angelegenheit. Hier helfen Training, die Unterstützung durch andere Sinneseingänge - und zuweilen eine Eselsbrücke!

Ich habe aus der Vielzahl an Begriffen einige ausgewählt und in zwei Gruppen unterteilt, eine unimodale und eine multimodale. Unimodale Ausdrücke beziehen sich auf solche Sinnesempfindungen, welche von einem einzigen Sinnesorgan ausgelöst werden; beispielsweise Geschmack, Geruch, Gefühl (Getast/Somästhesie) und Sehen. Säure und Süße des Weines etwa entsprechen (prinzipiellen) primären Qualitäten des Geschmacksystems. Beide können objektiv gemessen werden, entweder durch den Säuregehalt (Zitronen-, Wein-, Apfelsäure etc.) oder den prozentualen Anteil unvergorenen Zuckers im Wein. Andere unimodale Empfindungen wie „korkig", „krautig" oder „muffig" werden durch das Geruchsystem vermittelt. „Farbe", „Klarheit" und „Intensität" leiten sich von der optischen Bewertung des Weins ab. Multimodale Empfindungen resultieren aus der gleichzeitigen Aktivierung von mindestens zwei unterschiedlichen Sinnesorganen. Sie bilden die Grundlage von Aroma. Als Beispiel sei hier „Ausgewogenheit" genannt, das harmonische Zusammenspiel mehrerer Elemente (Noten) des Weines. Ausgewogenheit gründet auf zwei Empfindungen (Säure und Süße) jeweils einer einzigen Modalität (Geschmack), oder auf Empfindungen aus zwei unterschiedlichen Modalitäten wie dem Geruch (fruchtig und eichig) und Tastgefühl (tanninhaltig).

Sensorische (organoleptische) Aufteilung des Weins in seine (gustatorischen, olfaktorischen, taktilen, thermischen und visuellen) Komponenten

Das Weinvokabular bietet Önologen und Sommeliers eine gemeinsame Sprache, um Weine zu bewerten und zu vergleichen, bietet uns aber auch Anhaltspunkte dafür, welche Anteile des Nervensystems beim Weingenuss aktiv sind. Das Repertoire des Geschmackssinns beschränkt sich auf die Grundempfindungen: süß, sauer, bitter, salzig sowie umami. Umami vermittelt die Geschmacksqualität von Glutamat (das in vielen natürlichen Nahrungsmitteln wie Tomaten, Pilzen und Milch enthalten ist) und Inosinmonophosphat (das im Fleisch und einigen Fischarten, wie zum Beispiel Thunfisch, vorkommt). Der Nachweis eines Rezeptors für Glutamatgeschmack führte dazu, dass heute fünf prototypische Arten von Verarbeitungskanälen für Geschmacksinformationen bekannt sind, wobei Umami, häufig in Kombination mit korrespondierenden Eingängen aus dem Geruchsystem, für das Eiweißaroma verantwortlich ist. Unter diesen Grundempfindungen spielt salzig beim Wein nur eine mindere Rolle. Das Spektrum der Geschmacksempfindungen ist im Vergleich zur Vielseitigkeit der Nase recht eng. Allerdings sollte man bedenken, dass im Mundraum auch allgemeine Sensibilität (Tastempfinden mit Texturgefühl, Druck und Berührungsempfindung sowie Schmerz und Temperatur) registriert wird, nach der wir unter anderem die Temperatur, die Adstringenz, die Spritzigkeit und den Körper eines Weines beurteilen. Alles Weitere verdanken wir dem Geruch oder dem Sehen. Indem bei der Verkostung des Weines diese verschiedenen Einzelkomponenten berücksichtigt werden, wird jedoch die Bewertung unweigerlich kompliziert; denn jeder Sinneskanal besitzt seine eigenen Rezeptoren, getrennte periphere und zentrale Leitungsbahnen und speziell ihm gewidmete Verarbeitungsbereiche im Gehirn (siehe Rolls). Nachdem jeder dieser Sinneskanäle seinen Beitrag zur Wahrnehmung der Bestandteile und Bewertung des Weines geleistet hat, muss das Gehirn diese Einzelkomponenten wieder zu einer einheitlichen Vorstellung zusammenfügen. Da taucht natürlich die Frage auf, wie und wo dieser Prozess, der als Bindung bezeichnet wird, stattfindet. Ich werde darauf später eingehen.

Die Anatomie des Geschmacksystems

Periphere Innervation und der Hirnstamm: Zur Erregung von Geschmackszellen kommt es, sobald sich ein in Nahrung oder Getränk enthaltenes Reizmolekül (Geschmacksstoff) an den Riechhärchen der Geschmackszellen festsetzt (Abb.1a). Die Geschmackszellen befinden sich im Inneren kelchförmiger Strukturen, Geschmacksknospen, die in kleinen, mit bloßem Auge erkennbaren, Erhebungen der Zungenoberfläche, Papillen, entlang des vorderen, seitlichen und hinteren Teils der Zunge liegen (Abb.1). Am leichtesten zu erkennen sind die pilzförmigen Papillen, die sich am vorderen Teil der Zunge befinden. Sieben bis elf große, kreis- oder warzenförmige Papillen befinden sich am hinteren Teil der Zunge. Andere sind faltenartig, so tief in die Seitenfurchen entlang dem hinteren Zungenrand neben den Backenzähnen eingesenkt, dass die dortigen Geschmacksknospen nur während des Essens und Trinkens stimuliert werden, wenn durch den Druck der Backenzähne Flüssigkeit in die normalerweise geschlossenen Furchen gepresst wird. Entgegen allgemeiner Annahme gibt es im Zentrum der Zunge keine Geschmacksknospen. Während die Papillen mit bloßem Auge zu sehen sind, gilt dies nicht für die in ihnen gelegenen Geschmacksknospen.

Viele Leute glauben, und dies wird auch in den meisten Lehrbüchern behauptet, dass sich auf der Zunge spezialisierte Regionen für salzige, süße, saure und bittere Empfindungen fänden. Das trifft aber nicht zu. Tatsächlich lassen sich alle vier Empfindungen entlang des gesamten Zungenrands auslösen. Wahrscheinlich ist sogar eine einzelne Geschmacksknospe für mehrere Geschmacksqualitäten empfindlich. Die Empfindlichkeit für die einzelnen Geschmacksqualitäten variiert allerdings über die Zunge: sie ist vorne für Süß am höchsten, für Sauer am seitlichen Zungenrand und für Bitter hinten. Aber wir können alle Geschmacksqualitäten auf der gesamten Zunge wahrnehmen. Dies ist ein wichtiger Punkt für den Weinexperten, der den Wein absichtlich in der Mundhöhle hin und her bewegt, um die Geschmackskomponenten optimal auszukosten.

Die Versorgung der Geschmacksknospen der Mundhöhle erfolgt über drei verschiedene Gehirnnerven. Nur zwei davon sind für das Geschmackserlebnis oder klinisch interessant (Abb.1). Die Geschmacksknospen, die sich im vorderen Teil der Zunge befinden, werden von der Chorda tympani, einem Ast des Gesichtsnerven (7. Hirnnerv), solche im hinteren Zungenabschnitt, wo sich die Blatt - und Wallpapillen befinden, werden vom Zungenschlundnerv (9. Hirnnerv) versorgt. Die Geschmacksinformation, die über diese beiden Nerven weitergeleitet wird, erreicht den Geschmackskern (Ncl. tractus

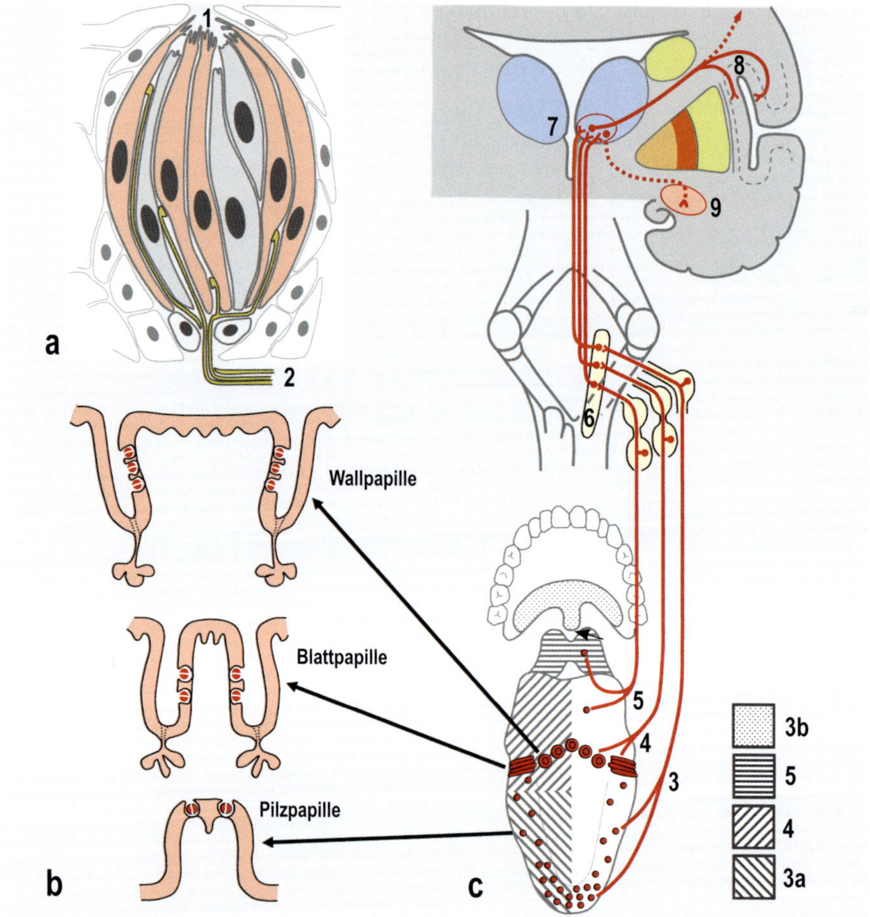
1
2
a
Wallpapille
Blattpapille
Pilzpapille
b
c
7
8
9
6
5
4
3
3b
5
4
3a

solitarii) im unteren Hirnstamm. Er liegt dort in enger Nachbarschaft zu den motorischen Arealen, die für Kauen, Schlucken und Mundbewegung zuständig sind. Die Nähe zwischen dem Kern, in dem die Geschmacksinformation einläuft, und dem, der über Aufnahme oder Ablehnung der Nahrung bestimmt, versetzt den „Geschmack" in die Lage, Nahrungsakzeptanz und -Abstoßung reflexartig, d.h. spontan und unwillkürlich, zu steuern. Nach diesem Schema werden gut schmeckende, unschädliche und nahrhafte Speisen gekaut und geschluckt, während bittere und extrem saure Substanzen einen reflexartigen Verschluss der Speiseröhre auslösen und ausgespuckt werden. Geschmacksinformationen, die den Hirnstamm erreichen, rufen auch eine Vielzahl von weiteren Reflexen hervor, darunter solche, die die Speichelproduktion anregen, Insulin, Glykogen und verschiedene Verdauungssekrete freisetzen oder die Magentätigkeit regulieren.

Zentrale Verbindungen

Vorderhirn: Die Neurone im Geschmackskern (Ncl. tractus solitarii) senden ihre Fortsätze (Axone) durch den oberen Hirnstamm bis zum Thalamus im Zentrum des Gehirns. Dieser Kern besteht aus vielen Unterabteilungen, und eine davon, mit dem komplizierten Namen VPMpc, empfängt die Geschmacksinformationen (Abb. 1c,2,3b) und leitet sie an die Hirnrinde weiter, genauer gesagt zum primären „Geschmackszentrum" im vorderen Teil der Insel und dem direkt benachbarten Rindenabschnitt des Stirnlappens (Abb. 2, 3). Die Insel hat neben ihrer Funktion als primärer Geschmackskortex weitere autonome Aufgaben (z.B. Regulierung der Darmtätigkeit und des Herz-Kreislaufsystems).

Abb. 1 (gegenüber liegende Seite). Anatomie des Geschmacksystems. a, Aufbau einer Geschmacksknospe mit Rezeptorzellen (rot), Stützzellen und Basalzellen (Ersatzzellen)(grau); 1: Geschmacksporus, 2: Nervenfasern. b, Schematische Darstellung der Geschmacksknospen-tragenden Papillentypen. c, Lage der Geschmacksknospen auf der Zunge und ihre Innervation, sowie Etappen der Geschmacksbahn. Die Geschmacksfasern verlaufen über drei verschiedene Nerven: den N. facialis (3) mit der Chorda tympani (3a) und dem N. petrosus superficialis (3b), den N. glossopharyngeus (4), den N. vagus (5). Alle Geschmacksfasern ziehen zu einem gemeinsamen Endkern, Ncl. tractus solitarii (6) und von dort über den Geschmackskern des Thalamus (7) zur Geschmacksregion des Kortex (8); 9: Mandelkern. Farbgebung: blau: Thalamus; gelb: Striatum; orange/rot: Pallidum.

Die Verbindung vom unteren Hirnstamm über die Geschmacksabteilung des Thalamus bis zum Geschmackszentrum der Hirnrinde ist höchstwahrscheinlich bei der Erkennung der Geschmacksqualität und -intensität wichtig. Es gibt aber noch andere Bereiche im Gehirn, die Geschmacksinformationen für andere Zwecke verarbeiten. Beispielsweise haben Geschmacksreize auch eine ausgeprägt hedonistische Komponente, die vermutlich im Mandelkern und im zingulären Kortex verarbeitet wird (siehe Abb. 1 und 2).

Da die Informationen aus dem Geschmacksystem unsere Nahrungsauswahl steuern, müssen sie auf unsere kurz- und langfristigen Ernährungsbedürfnisse abgestimmt werden. Verbindungen zum Hypothalamus bilden die Schnittstelle zwischen sensorischem Input und dem Informationseingang, der den Ernährungsstatus des Körpers betrifft. Verbindungen zum Mandelkern und zingulären Kortex sind für aversive und lustbetonte

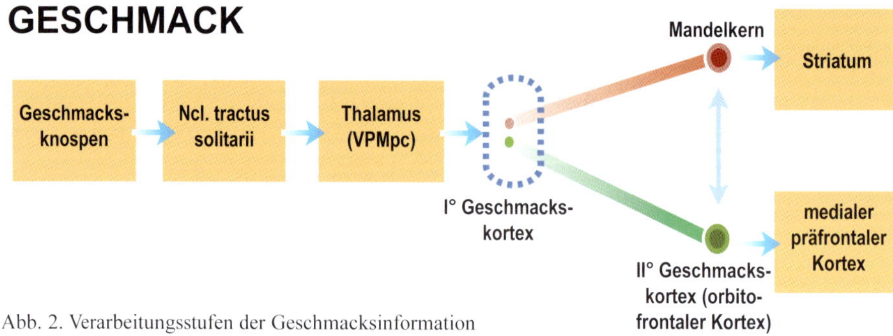

Abb. 2. Verarbeitungsstufen der Geschmacksinformation

Aspekte der Nahrungsaufnahme verantwortlich. Doch obgleich sehr viele mögliche Verbindungswege zu diesen Strukturen bekannt sind, ist es immer noch weitgehend unklar, über welche Verbindungen die Geschmacksinformationen tatsächlich geleitet werden. Schließlich führen Projektionen von der primären Geschmacksrinde zu einem breiten Kortexareal, das sich fast ohne Unterbrechung von der Insel (nach unten und vorne) bis zum orbitofrontalen Kortex erstreckt. Da einige Neurone im orbitofrontalen

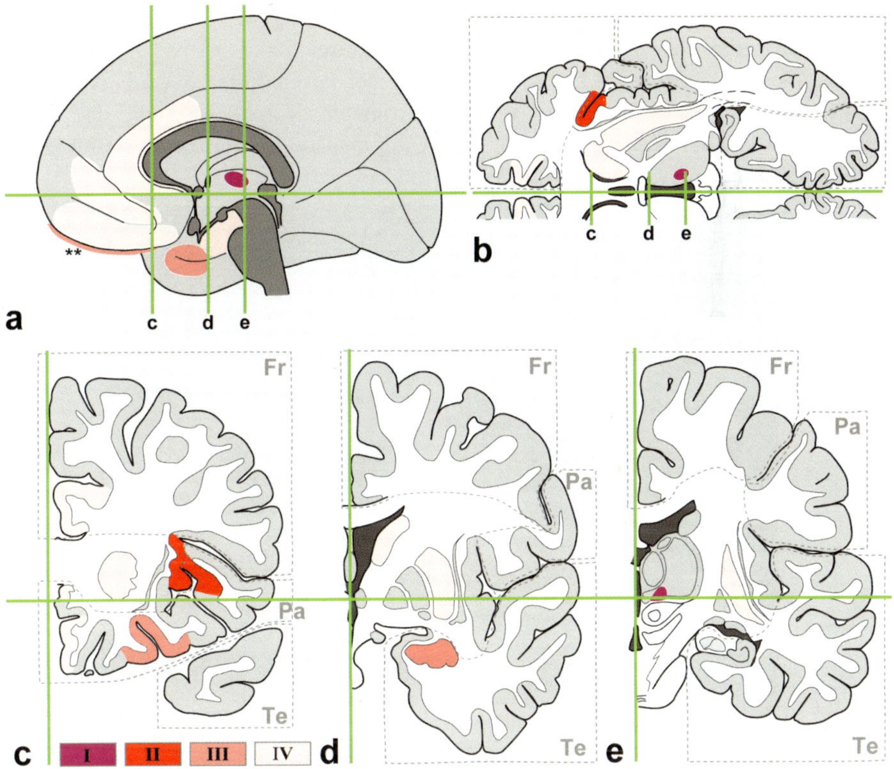

Abb. 3. Reale Lage von Hirnstrukturen, die bei der Geschmackswahrnehmung eine Rolle spielen. a: Innenfläche des Gehirns. Die waagrechte grüne Linie gibt die Lage des Horizontalschnitts im Abbildungsteil b wieder; die senkrechten Linien bezeichnen die Querschnittsebenen (c,d,e). Die Farbkodierung (I - IV) entspricht den Verarbeitungsschritten der Geschmacksinformation, wie sie in der Abbildung 2 dargestellt sind: Endigunsgebiet der Geschmacksfasern im Thalamus (I); primärer Geschmackskortex (II); sekundarer Geschmackskortex und Mandelkern (III); Striatum, medialer präfrontaler Kortex einschließlich vorderer zingulärer Kortex (IV). Fr, Oc, Pa, Te: Hirnlappen.

Kortex auf kombinierte, d.h. multisensorische Empfindungen (z.B. Geschmacks- und Geruchsreize oder Geschmacks- und Sehreize etc.) reagieren, ist es ziemlich sicher, dass wir diesem Kortexareal die Wahrnehmung der Aromafülle zu verdanken haben. Die multisensorische Konvergenz im orbitofrontalen Kortex ist nicht das einzige Instrumentarium, das dem Gehirn zur Verfügung steht, um Aromen zu komponieren; eine potentiell wirksamere Methode ist unter dem Begriff „Bindung" bekannt.

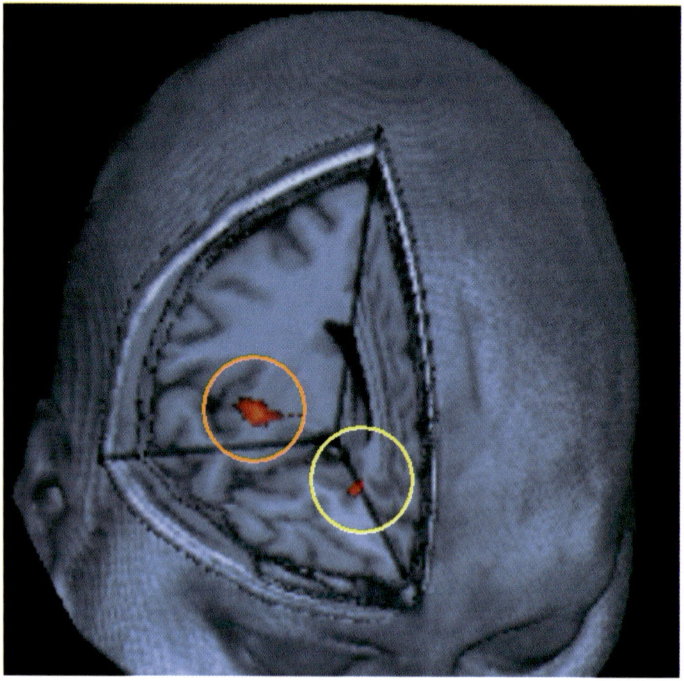

Abb. 4: Lage des primären Geschmackskortex (Insel, roter Kreis) und des sekundären Geschmackskortex (orbitofrontaler Kortex, gelber Kreis) im Gehirn (*Rolls*).

Bindung

Die primären Kortexfelder für Geschmack, Geruch, Berührung, Temperatur und Sehen sind auf vier verschiedene Gehirnlappen und die Inselrinde verteilt (siehe Abb. Seite XIV). Diese weiträumige Anordnung der primären Kortexfelder bietet denkbar ungünstige Voraussetzungen für die Wahrnehmung von Aroma. Andererseits würde die direkte Einspeisung von Geschmacks- und Geruchsinformationen in die übrigen sensorischen Kortexfelder möglicherweise der Wahrnehmung von „Flavor" dienen, andererseits aber höchstwahrscheinlich für andere Aktivitäten wie dem Sprechen, Singen oder Lesen eher hinderlich sein.

Die Distanz der Rindenfelder führt uns damit zur Frage, wie das Gehirn aus der diversen und getrennten Lage der am Geschmackserlebnis beteiligten Rindenfelder das vielfältige Spektrum der Wahrnehmung beim Weingenuss zustande bringt. Die Antwort hierauf heißt „Bindung", ein Prozess, der diese räumlich getrennt niedergelegten Informationen miteinander vereinigt. Bindung erklärt sich gut am Beispiel des uns am besten bekannten Sinnessystems, der visuellen Wahrnehmung. Informationen über Bewegung, Tiefe des Gesichtsfeldes, räumliche Wahrnehmung, Form und Farbe werden in verschiedenen Regionen der Hirnrinde registriert und verarbeitet. Um eine einheitliche Wahrnehmung, zum Beispiel eines fliegenden gelben Tennisballs zu haben, müssen die Einzelkomponenten, wie das Profil des Balls, seine Farbe und Bewegung sowie die räumliche Position des Balls auf dem Platz, die in getrennten Bereichen des Gehirns analysiert wurden, wieder zusammengesetzt werden. Es gibt verschiedene theoretische Ansätze zur Erklärung dieses Phänomens, der genaue Mechanismus aber ist nach wie vor ungeklärt. Für die am Weingenuss beteiligten Komponenten findet die Bindung im orbitofrontalen Kortex statt (siehe Kapitel Rolls).

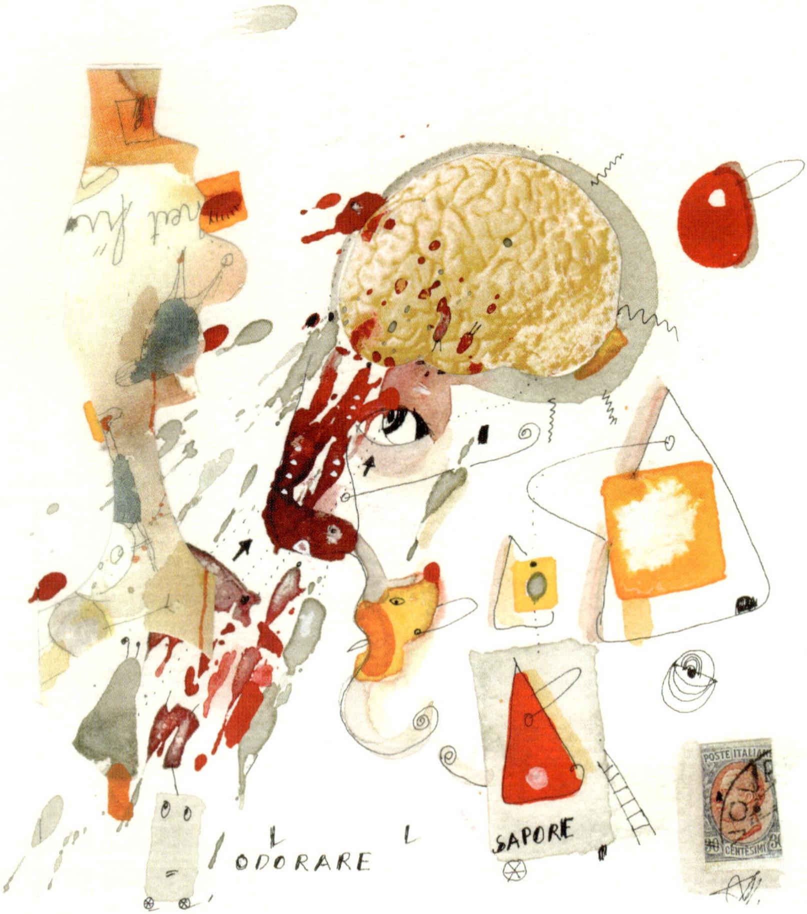
ODORARE
SAPORE
POSTE ITALIANE
CENTESIMI

Der Geruchssinn und der Wein

Joel L. Price

School of Medicine,
Washington University,
St. Louis, MO, USA

Die Geruchsempfindung beruht auf dem direkten Kontakt zwischen flüchtigen Duftstoffen und den Riechsinneszellen in der Nase. Ist dieser Zugang blockiert und dadurch der Kontakt unterbunden, schmeckt der Wein fad. Man riecht das Aroma des Weines nicht mehr, vielmehr drängt sich nun der „Geschmack“ mit seinen wenigen Qualitäten in den Vordergrund. So empfindet man die Säure des Weines als handle es sich um Weinessig. Während die Geschmacksknospen auf Zunge und Gaumen die sauren, süßen und möglicherweise bitteren Noten des Weines wahrnehmen, gehen alle komplexeren Merkmale der Aromen des Weines verloren; das schließt das Bouquet von Frucht-, Beeren-, Blumen-, Nuss-, Wald- und Kräuterelementen sowie viele weitere Charakteristika ein, die den Unterschied zwischen den Weinen ausmachen und seinen Genuss bestimmen (siehe Aromarad).

Diese Erfahrung, die jeder während einer Erkältung oder eines Schnupfens gemacht hat, lässt sich auch durch ein einfaches Experiment wiederholen: halten Sie die Nase zu und probieren Sie einen Schluck Wein. Sie werden zunächst Primärqualitäten des Geschmacks (süß, sauer, bitter und eventuell salzig) wahrnehmen. Sobald sie jedoch die Nase wieder öffnen, erleben sie all die anderen Charakteristika, die aus der Geruchsempfindung resultieren. Wenn sie den Wein im Mund bewegen, verspüren Sie eine Steigerung des Aromas, weil mehr Duftstoffe freigesetzt werden.

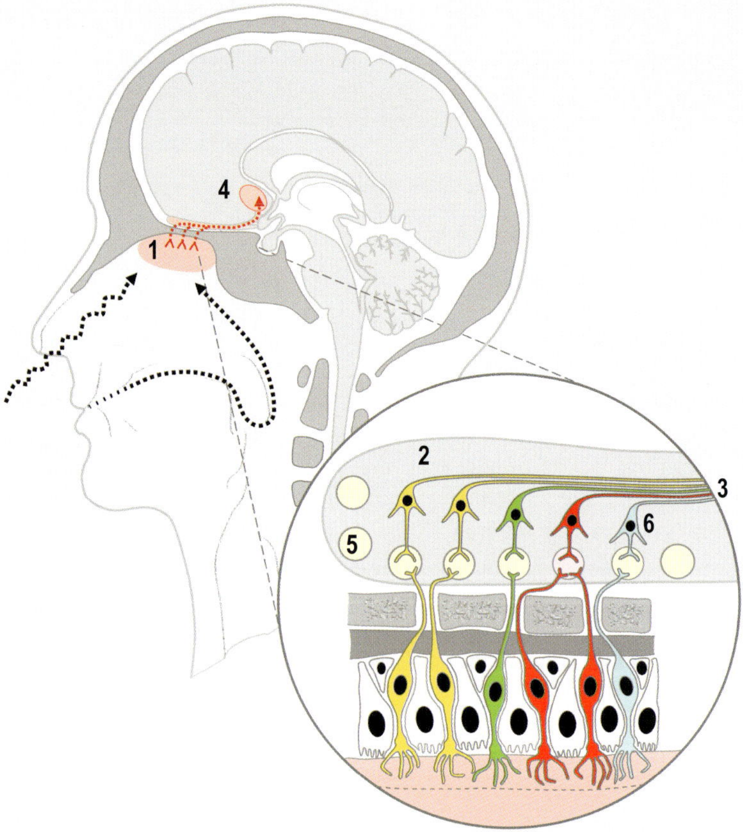

Abb. 1: Stationen der Riechbahn. Von der Riechschleimhaut (1) ziehen die Axone zum Riechkolben (2) und von dort über den Riechtrakt (3) zum Riechkortex (4). Schwarz punktiert: Weg der Duftstoffe über den ortho- und retronasalen Zugang zur Riechschleimhaut. Inset: Beziehung zwischen den Riechzellen und dem Riechkolben. 5: Glomerulus, 6: Mitralzelle.

Die Anatomie des Geruchsystems

Duft-, Riech- oder Geruchsstoffe sind kleine organische Moleküle, die mit der Atemluft in die Nasenhöhle gelangen und dort in der Schleimschicht gelöst werden. Nur in einer kleinen spezialisierten Region im First der Nasenhöhle, der Riechschleimhaut, können wir aber Geruch wahrnehmen, weil sich nur dort die Riechzellen befinden. Die etwa 10 Millionen Riechzellen besitzen jeweils mehrere fadenförmige Fortsätze, Sinneshärchen, die in die bedeckende Schleimschicht hineinragen (Abb. 1). Vom anderen Ende zieht ein Zellfortsatz, das Axon, über eine abwechslungsreiche Route (siehe unten) in das Gehirn. Bei der Aktivierung eines Rezeptors durch ein passendes Duftmolekül kommt es zur Erregung der Riechzelle und dadurch zu einem Impuls über das Axon zum Gehirn.

Neuere Forschungen haben gezeigt, dass Mäuse über etwa tausend verschiedene Duftrezeptormoleküle verfügen, die von einer ebenso großen Genfamilie (deren Nachweis mit dem Nobelpreis des Jahres 2004 gewürdigt wurde) kodiert werden. Beim Menschen sind annähernd drei Prozent des gesamten Genoms der Kodierung der Duftrezeptormoleküle gewidmet! Wenn davon auch viele Gene funktionslos sind, gibt es beim Menschen immerhin etwa 350 funktionstüchtige Gene für die Produktion von Duftrezeptoren. Da jede Riechzelle nur eine einzige der vielen möglichen Varianten von Rezeptormolekülen bildet, besitzen wir etwa 350 verschiedene Rezeptorzellen mit ebenso vielen Rezeptortypen. Dem stehen tausende von Duftmolekülen und etwa 10 000 vom Menschen unterscheidbare Geruchswahrnehmungen gegenüber.

Es ist eine noch ungeklärte Frage, wie wir mit der beschriebenen Rezeptorzellausstattung die Vielfalt der Geruchswahrnehmungen bewerkstelligen. Man geht heute davon aus, dass jeder einzelne Duftrezeptor mit einem bestimmten Teil eines Duftmoleküls reagiert. Diese spezifischen Anteile der Duftmoleküle und die zu ihnen passenden Rezeptormoleküle stellen die Grundeinheit der Riechwahrnehmung dar. Viele Duftmoleküle (z.B. solche, die dem blumigen oder fruchtigen Geruch zugrunde liegen)

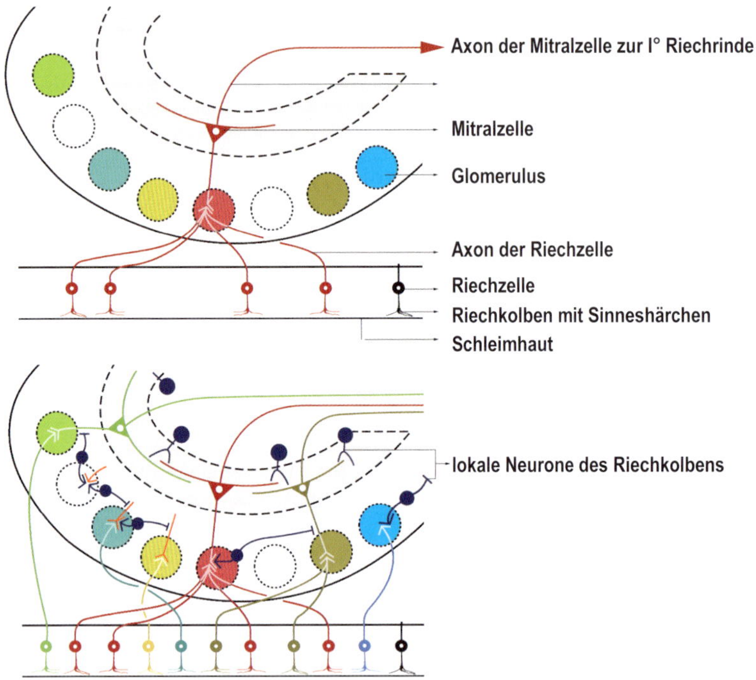

Abb. 2: Die Riechzellenfortsätze enden mit starker Verästelung in den Glomeruli der Riechkolben. Dort sind sie mit den Mitralzellen verschaltet, deren Fortsätze zum primären Riechkortex ziehen. Riechzellen, die für eine bestimmte Duftklasse empfindlich sind, enden in einem gemeinsamen Glomerulus (siehe Farbkodierung). Die Beziehung zwischen Riechzelle und Glomerulus, sowie der Mitralzellen untereinander wird durch hemmende Zellen (dunkelblau) moduliert.

reagieren wahrscheinlich mit unterschiedlichen Riechrezeptoren, von denen jeder einen anderen Teil des Geruchsmoleküls erkennt. Vermutlich wird der Sinneseindruck, den ein bestimmtes Duftmolekül hervorruft, vom Aktivierungsmuster einer größeren Zahl von Riechrezeptoren bestimmt. Jeder Rezeptor trägt nach dieser Vorstellung dazu bei, unterschiedliche Gerüche zu charakterisieren – ähnlich wie Buchstaben in verschiedenen Kombinationen verwendet werden, um unterschiedliche Worte zu bilden. Ein derartiges System reduziert die Anzahl der Rezeptoren (Buchstaben), mit denen die verschiedenen Geruchsarten (Wörter) kodiert werden. Geht man von 350 Duftmolekülen, d.h. Duftrezeptoren, aus, dann sind sehr viele Kombinationen bzw. Aktivierungsmuster vorstellbar. Diese kombinatorische Erregung ist höchstwahrscheinlich der Grund, dass wir so viele verschiedene Duftstoffe unterscheiden können. Komplexe Duftgemische, wie sie im Wein vorkommen, entsprechen einem komplexeren Erregungsmuster und führen deshalb zu einer facettenreichen Empfindung.

Die Fortsätze der Riechzellen (die olfaktorischen Axone), die in ihrer Gesamtheit die beidseitigen Riechnerven bilden, verlaufen in kleinen Bündeln und müssen, um ihren Bestimmungsort im Gehirn zu erreichen, eine dünne Knochenplatte zwischen der Nasen- und Schädelhöhle passieren. Wegen ihrer vielen Öffnungen ist diese Platte (Siebbeinplatte) leicht verletzlich. Daher kommt es hier beim Schädeltrauma leicht zu Frakturen, bei denen die Riechzellfortsätze zerreißen, was im schlimmsten Fall zum kompletten Verlust der Riechempfindung (Anosmie) führt. Nach ihrer Passage durch die Siebbeinplatte und der Durchquerung der Hirnhäute enden die Riechnerven schließlich im Riechkolben. So nennt man den zwiebelförmig aufgetriebenen Abschnitt eines Hirnstiels (Pedunkel), der am hinteren Ende des Stirnlappens befestigt ist (Abb. 3). Im Riechkolben enden die Axone der Riechzellen in kleinen, kugelförmigen Strukturen (Glomeruli). Diese Beziehung zwischen Riechzelle und Glomerulus ist nun keineswegs wahllos. Vielmehr sind alle Riechzellen, die mit derselben Variante von Duft-Rezeptormolekülen ausgestattet sind, mit einem korrespondierenden Glomerulus verschaltet. D.h., jede durch ein bestimmtes Rezeptormolekül gekennzeichnete Riechzelle hat ausschließlich Kontakt mit einem korrespondierenden Glomerulus (Abb. 2). Jeder Glomerulus repräsentiert deshalb eine olfaktorische Verarbeitungseinheit. Hier werden die Informationen aus den verschiedenen Kollektiven zusammengebracht und hier findet die Erstbearbeitung der Geruchsinformation statt. Die Glomeruli bilden die strukturelle und funktionelle Grundlage für den anschließenden Geruchseindruck.

Die Glomeruli selbst sind miteinander durch hemmende lokale Neurone verbunden. Durch die Hemmung benachbarter Neurone schirmt sich ein Glomerulus gegenüber konkurrierenden Eingängen ab, wodurch eine Akzentuierung (Verschärfung) des betreffenden Geruchsignals erreicht wird. Die resultierende Information wird von den Mitralzellen (so genannt wegen ihrer Ähnlichkeit mit der Mitra, dem Bischofshut) ausgelesen und über den Riechtrakt (Tractus olfactorius) an die primäre Riechrinde, eine Kortexregion am Übergang von Stirn- und Temporallappen, übermittelt. Dieser direkte Anschluss an die Großhirnrinde überrascht, weil alle anderen Sinnessysteme im Thalamus umgeschaltet werden, bevor sie die Hirnrinde erreichen (siehe Rolls, Abb. 1, S. 45). Der direkte Zugang zur Großhirnrinde ist nicht die einzige Besonderheit: auch die Struktur der primären Riechrinde ist einfacher. Sie enthält nur drei Schichten im Unterschied zu anderen Teilen der Großhirnrinde, die einen sechsschichtigen Aufbau

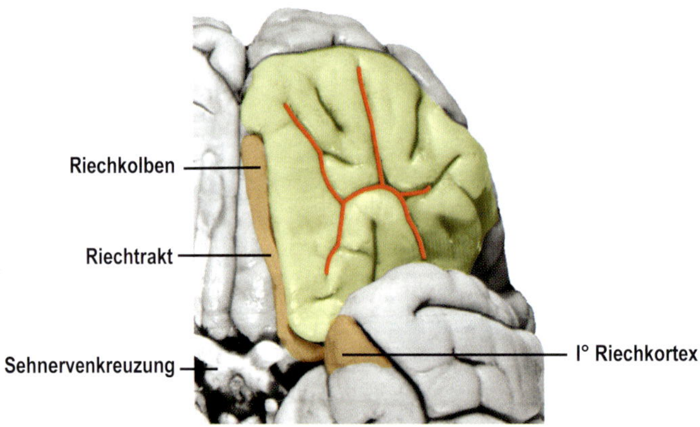

Abb. 3: Der orbitofrontale Kortex (gelb) mit regionaler Gliederung (in einen vorderen, hinteren, mittleren und seitlichen Abschnitt) sowie Komponenten des Riechsystems (braun) auf der Unterfläche des linken Stirnlappens des menschlichen Gehirns.

zeigen. Diese Besonderheiten dienen als Hinweis darauf, dass dieses System während der Evolution im Prinzip unverändert von den Fischen bis zu den Primaten erhalten blieb. Bei den niederen Säugetieren, wie z.B. bei den Igeln, macht die Riechrinde den größten Teil der Hirnrinde aus. Bei höheren Säugetieren, und insbesondere den Primaten, nehmen andere Teile der Großhirnrinde relativ an Größe zu. Die Riechrinde selbst ist aber auch beim Menschen keineswegs rudimentär. In dieser Hinsicht kann man vom Geruchssinn sagen, dass er der älteste höhere Sinn ist.

Die primäre Riechrinde ist für die Erkennung und Unterscheidung unterschiedlicher Düfte verantwortlich. Viele Tiere, etwa Nagetiere und Hunde, sind in der Lage, sehr geringe Konzentrationen von Duftstoffen zu unterscheiden und vermögen Unterschiede in Duftgemischen wahrzunehmen, die sich kaum in ihren Einzelkomponenten unterscheiden. Menschen sind weniger empfindlich, verfügen aber immer noch über ein erstaunliches Wahrnehmungs- und Unterscheidungsvermögen.

Es ist bis heute nicht geklärt, wie die Riechrinde die Identität der Gerüche kodiert und wie dieser Kode ausgelesen wird. Möglich wäre, dass die Riechrinde parzellenartig nach Duftkategorien gegliedert ist, so dass verschiedene Arten von Düften verschiedene Bereiche der Riechrinde aktivieren. Eine andere Möglichkeit wäre, dass einzelne Gerüche durch ein unterschiedliches räumliches und zeitliches Aktivitätsmuster kodiert sind und die entsprechenden Merkmale von der gesamten Riechrinde extrahiert werden können. Auf jeden Fall ist es eine Meisterleistung, Tausende von Gerüchen unterscheiden zu können, wie es trainierten Personen gelingt.

Die Riechrinde selbst kann in mehrere Areale mit unterschiedlichen Aufgabenbereichen und Verbindungen unterteilt werden. Ihr hinterer Teil hat direkte anatomische und funktionelle Verbindungen zur Hippocampus-Region, die eine wichtige Rolle bei Gedächtnisprozessen spielt. Diese enge Nachbarschaft zwischen Riechsystem und Erinnerungssystem im Gehirn mag erklären, warum die Wahrnehmung von Düften häufig Erinnerungen und Assoziationen auslöst. Das bekannteste Beispiel hierfür ist die Madeleine-Szene in Prousts Roman „Auf der Suche nach der verlorenen Zeit", in der das Aroma des in Lindenblütentee getunkten Gebäckstücks zum Schlüssel von Kindheitserinnerungen wurde.

Der Effekt, von dem Proust schreibt, führt auch zur Aktivierung des vor der primären Riechrinde gelegenen Rindenabschnitts, weil dort Geschmacks- und Geruchswahrnehmungen konvergieren. Diese Region ist als orbitofrontaler Kortex bekannt, weil er direkt über dem knöchernen Dach der Augenhöhle (Orbita) liegt (siehe Abb. 3). Sein Zellaufbau variiert zwischen einer relativ einfachen Struktur in der Nachbarschaft zur primären Riechrinde und einer sechsschichtigen Struktur, wie sie für den voll entwickelten Kortex typisch ist, in der Nachbarschaft des Frontalpols des Gehirns. Der Impulszufluss aus der primären Riechrinde zum orbitofrontalen Kortex ist sehr intensiv.

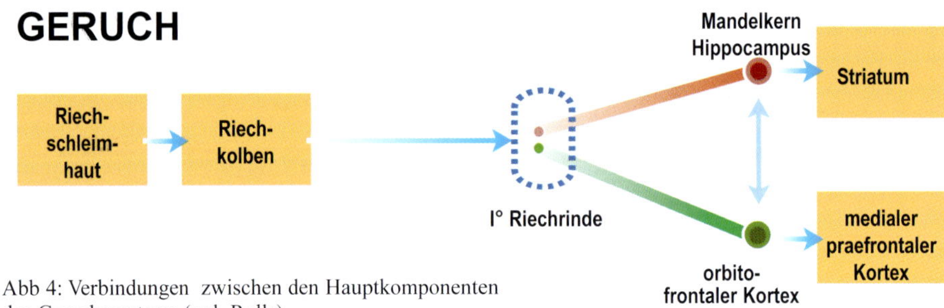

Abb 4: Verbindungen zwischen den Hauptkomponenten des Geruchssystems (vgl. Rolls).

Während die primären Riechrinde ausschließlich die Deutung und Unterscheidung unterschiedlicher Düfte dient, ist der orbitofrontale Kortex in erster Linie bei der Einschätzung der Nahrung bezüglich ihres Belohnungswertes beteiligt. Hierfür erhält er zusätzlich zu den Eingängen aus der primären Riechrinde solche aus der Geschmacksrinde, der

Sehrinde sowie dem sensiblen Kortex. Verbindungen innerhalb des orbitofrontalen Kortex verknüpfen diese Impulse miteinander und integrieren die Informationen aus den verschiedenen Sinnessystemen.

Der Belohnungswert von Geruchsempfindungen

Der orbitofrontale Kortex ist jedoch keineswegs allein an Wahrnehmungsprozessen, das Essen und Trinken betreffend, beteiligt. Die Aktivierung von Neuronen durch Nahrungsreize hängt nicht allein vom Aroma, vom visuellen Eindruck, von der Konsistenz der Nahrungsteile ab, sondern auch davon, ob das Tier hungrig ist und ob die Nahrung einladend oder abstoßend wirkt (siehe Rolls). Man hat im orbitofrontalen Kortex Neurone gefunden, die nur dann aktiv werden, wenn sich eine Belohnung ankündigt. Es scheint deshalb, dass der orbitofrontale Kortex nicht nur die Nahrung analysiert, sondern auch den mit der Nahrungsaufnahme verbundenen Belohnungswert berücksichtigt.

Der orbitofrontale Kortex steht seinerseits in enger Beziehung mit Arealen im „medialen präfrontalen Kortex“ auf der Innenseite des Frontallappens. Diese Areale, die selbst keine direkten Impulse aus dem Geschmacks- und Geruchsystem erhalten, stehen mit tieferen Abschnitten des Gehirns (Hypothalamus und zentrales Höhlengrau) in Verbindung. Dort modulieren sie Eingeweidereaktionen als Antwort auf emotionale Reize, sind an der Regulation von Gemütsstimmungen beteiligt und prägen unsere Sicht auf die uns umgebende Welt. Es ist schließlich anzumerken, dass der mediale präfrontale Kortex, der keine direkten Impulse aus dem Riech- und Geschmackssystem erhält, direkte Impulse aus dem Hörsystem empfängt. Daraus lässt sich ableiten, welch' wichtige Rollen Sprache und Musik im emotionalen Bereich spielen. Das wird natürlich niemanden überraschen, der je die Steigerung der Stimmung und das befriedigende Gefühl kennen lernte, das gutes Essen und der maßvolle Genuss guten Weines bewirkt, wenn sie im angenehmen Kreise und von stimmungsvoller Musik begleitet genossen werden.

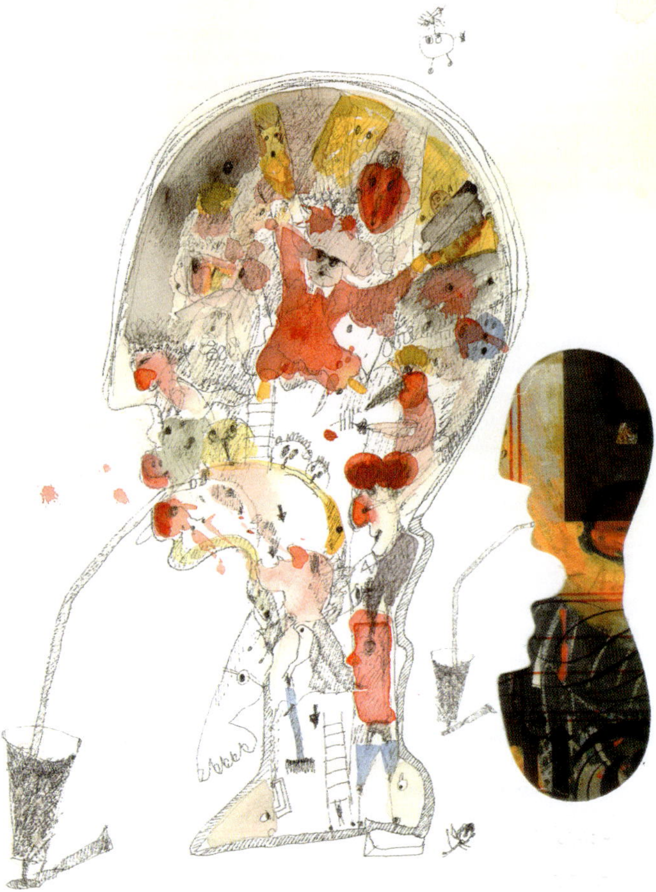

Der Nachgeschmack

Giuseppe Rivolin

Ehem. Direktor des Instituts für Hygiene der Region Aosta, Saint Christophe (Aosta), Italien

Die vorherigen Kapitel haben keinen Zweifel daran gelassen, dass sich der Ess- und Trinkvorgang keinesfalls auf die mechanischen Komponenten, wie die Aufnahme, Zerteilung und Beförderung des Nahrungs- und Trinkguts, und die sensorischen Aspekte, wie Geschmacks- und Geruchswahrnehmung, reduzieren lässt. Großen Anteil besitzen auch Sinneseindrücke, die taktile, kalorische und visuelle Reize vermitteln und der emotionalen Bewertung dienen. Im folgenden Beitrag von Rolls wird deutlich, wie die verschiedenen Komponenten zu einer einheitlichen Empfindung verschmelzen und gegebenenfalls das Verhalten beeinflussen. In diesem Beitrag geht es nicht um zentrale Mechanismen der Verarbeitung der am Ess- und Trinkvorgang beteiligten Reize und Empfindungen, sondern um periphere Effekte, die an der Entwicklung des Aromas beteiligt sind und als retronasales Riechen und Nachgeschmack bei der Weinverkostung bezeichnet werden.

Bereits vor der Aufnahme des Getränks kommt es zur Wechselwirkung verschiedenster Einflüsse auf die Geschmacksempfindung. Es beginnt - noch bevor das Glas zum Mund geführt ist - mit der Erwartungshaltung, die aus dem Seheindruck, der Geruchswahrnehmung und der Erinnerung, die den Gewöhnungs- und Novitätsaspekt sowie emotionale Komponenten beisteuert, ergibt. Die daraus resultierende Sequenz von Vergleichen, Folgerungen und Annahmen nimmt entscheidenden Einfluss auf unsere Bewertung. Der erste visuelle Eindruck ist von grundlegender Bedeutung und beeinflusst die weiteren Phasen der Weinverkostung und der Wertschätzung eines Weines.

Nach der Aufnahme des Getränks werden während des Kauens Geruchskomponenten freigesetzt, die die Rezeptoren der Riechschleimhaut stimulieren. Duftstoffe gelangen nämlich nicht ausschließlich durch die Einatmung über die Nase an das Riechepithel, sondern gelangen dorthin auch über den Rachen, quasi durch den Hintereingang der Nase, den retronasalen Kamin. (Von der Wirksamkeit dieser Route kann sich jeder selbst überzeugen, wenn er unmittelbar nach der Einnahme scharfen Meerrettichs den plötzlichen stechenden Schmerz in der Nasenhöhle verspürt). Dieses Phänomen wird als retronasales Riechen („Retrogusto“, Rückgeruch) bezeichnet. Für die Weinverkostung ist es außerordentlich bedeutsam: Um die Freisetzung der Duftmoleküle in der Mundhöhle zu verstärken und damit ihre Wirkung auf das Riechsystem zu steigern, führen wir dem Wein Sauerstoff zu, zunächst durch das Dekantieren, dann durch das sanfte Schwenken im Glas und schließlich beim Schlürfen, „Schlotzen“ und Kauen im Mund. Durch den Kontakt mit der Luft (Aeration) sorgen wir dafür, dass der Wein atmet; mit anderen Worten: die Oberfläche für den Gasaustausch vergrößert sich, und damit werden vermehrt flüchtige Duftstoffe freigesetzt, die die Riechzellen in der Nase erregen. In dieser Phase lockern wir aber auch durch diese Mundbewegungen die „Absperrung“, die durch den weichen Gaumen gegen die Nasenhöhle aufgebaut ist, und ermöglichen den Aromatransfer von der Mund- in die Nasenhöhle. Auf diese Weise überlagern sich dank der flüchtigen Bestandteile des Weines die Geschmacksempfindungen mit den Geruchsempfindungen zu einer Mischempfindung, die allgemein als Aroma bezeichnet wird. Man kann die „befreiten“ Duftmoleküle des Weines „atmen“ und seine versteckten letzten Geschmacksnuancen, seine Aromenvielfalt, aufnehmen. Ein ähnlicher Ablauf erfolgt bei der Degustation von Speisen.

Wir wissen, dass diese kombinierten Geschmacks- und Geruchsempfindungen auch nach der Schluckphase oder Ausspuckphase anhalten und sogar viele Sekunden dauern können. Während dieser Phase entwickelt sich eine weitere Empfindung, die sich von der ursprünglichen Wahrnehmung nach der Entfaltung des Aromas unterscheidet und die man nach dem Grad ihrer Persistenz beurteilt. Dieser Eindruck wird meist als „Nachgeschmack“ bezeichnet; es finden sich aber auch Ausdrücke wie: Abgang, Finale, Finish, Endgeschmack, Nachhall, Persistenz oder ‘Schwänzle’. In jedem Fall wird damit der zeitliche Verbleib, d.h. die Nachhaltigkeit des „Geschmacks” beziehungsweise der Aromen an Gaumen und Zunge nach dem Hinunterschlucken des Weines (im Rahmen einer Wein-Ansprache) beschrieben. Da der Kehlraum bei Erwachsenen keine Geschmacks-Rezeptoren aufweist, wird der Abgang dort aber nur scheinbar wahrgenommen. Vielmehr ist dieses Phänomen ebenfalls auf die Riechwahrnehmung zurückzuführen. Die Art des Nachgeschmacks verrät eine Menge über die Qualität des Weins: Je besser, komplexer, kompakter und tiefgründiger ein Wein ist, um so länger hält dieser Eindruck vor, der sich erst verabschiedet, wenn der Wein schon lange im Magen angekommen ist. Es gibt sogar ein Maß für eine Sekunde Dauer, die Caudalie.

Zahlreiche Substanzen tragen zur Geschmacksbildung bei, jedoch hängt die Geschmacksharmonie von der komplexen Interaktion der verschiedenen Komponenten ab. So können sich Geschmacks- und Geruchsempfindung während der Dauer des Nachgeschmacks verändern, sich durch den Nachgeschmack harmonisch ergänzen oder gegensätzlich entwickeln, was auch stimulierend wirken kann. Die Kombination kann zu einer neuen interessanten Geschmackskomponente führen, oder eine Komponente kann eine weitere einfach überspielen und völlig maskieren. Dieses Zusammenspiel ist bei der Kombination von Wein und Speisen äußerst wichtig. Im Allgemeinen sollten wir für eine harmonische Verbindung der beiden sorgen, somit einen Wein auswählen, der in provozierendem Kontrast zur Speise steht oder unter Zuhilfenahme des Nachgeschmacks eine Ergänzung bildet, ohne dass sich Wein oder Speise gegenseitig übertönen (siehe Beck).

Auch wenn der Nachgeschmack recht selten gewürdigt wird, sollte man seine wichtige Rolle beim Zusammenspiel von Geschmack, Duft und Aromafülle nicht unterbewerten Sie ist sehr angenehm, wenn die verschiedenen Empfindungen harmonisch gebunden werden, aber sehr unangenehm, wenn diese Erwartung nicht erfüllt wird.

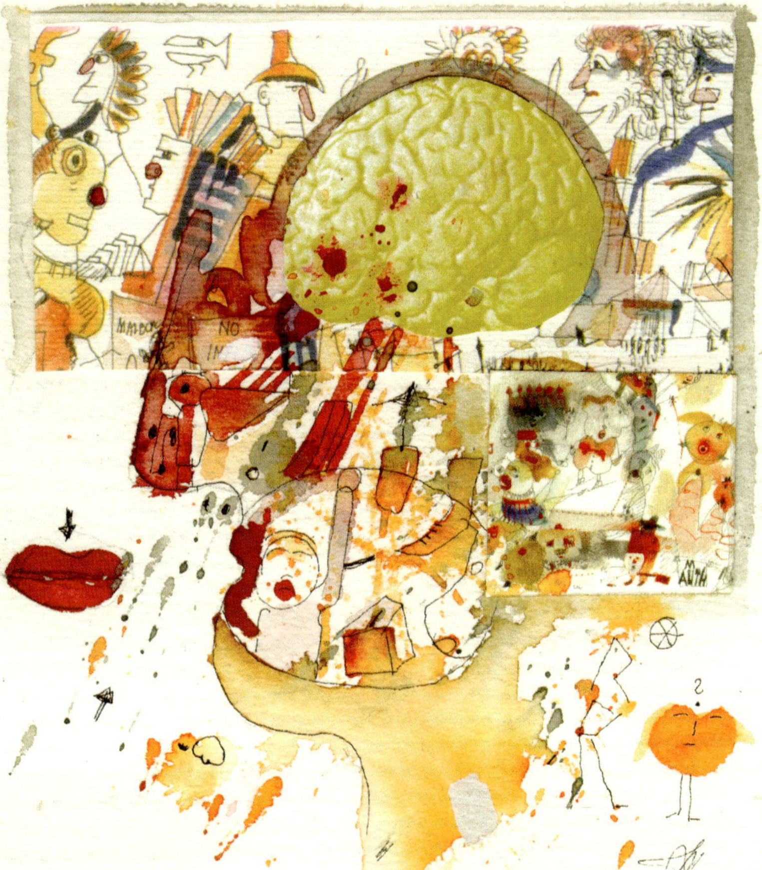
ASSAPORARE

Der Kortex, der Wein und das Vergnügen

Edmund T. Rolls

Department of Experimental Psychology,
University of Oxford,
Oxford, Großbritannien

Zum genussvollen Essen und Trinken leisten viele Sinneswahrnehmungen ihren Beitrag. Dazu gehören neben den Geschmacks- und Geruchserlebnissen auch Wahrnehmungen, die uns die Temperatur der Nahrung, ihre Textur, Konsistenz, d.h. das Essgefühl beziehungsweise das Mundgefühl, den „Biss" und natürlich das Aussehen, die Darbietung und das Ambiente vermitteln. Alle diese Informationen werden dem Gehirn über getrennte Wahrnehmungskanäle zugeleitet. Im Gehirn „konvergieren" diese ehedem getrennten Repräsentationen, wobei dem orbitofrontalen Kortex die wichtigste Rolle zukommt (Abb. 1). Dank dieser so genannten multisensorischen Konvergenz oder Bindung gelingt es, die sensorischen Eigenschaften (jeder Nahrungskomponente) sowohl synästhetisch zu erleben als auch im Detail zu analysieren und zu definieren.

In diesem Beitrag soll beschrieben werden, wie Geschmack und Geruch im Gehirn verarbeitet werden, nach welchen Regeln Geschmack und Geruch im Gehirn als emotionales, genussvolles Geschehen erlebt werden, und schließlich, welche Mechanismen dieser Emotionalität zugrunde liegen. Unsere Kenntnisse stammen dabei meist aus Studien, die an anderen Primaten gemacht wurden. Diese Befunde werden aber - wo immer möglich - durch funktionelle Bildgebungsverfahren bei Menschen ergänzt (siehe Textbox, Seite 58). Eine ausführliche Beschreibung der Hirnmechanismen, die der Emotionalität zugrunde liegen, finden Sie in meinem Buch „The Brain and Reward" (Rolls, 1999).

Die Verarbeitung von Geschmack und Geruch

Verbindungen. Abb. 1 zeigt schematisch die Bahnen, über die die verschiedenen Sinnesempfindungen, die für unser Thema relevant sind, beim Menschen zum Gehirn geleitet werden: die Bahnen für Geschmack, Geruch, das Fühlen sowie das Sehen. Bei jeder dieser Sinneskategorien (Modalitäten) erfolgt zunächst ein unimodaler Verarbeitungsschritt, d.h. eine Verarbeitung der Erregung innerhalb dieses Sinneskanals. Dann münden die verschiedenen Sinneskanäle in zwei Hauptregionen, den orbitofrontalen Kortex und den Mandelkernkomplex (Amygdala). Wir sprechen hier von einer multimodalen Konvergenz. Dank dieser multimodalen Konvergenz können einzelne Neurone in diesen beiden Regionen auf unterschiedliche Kombinationen von Geschmack, Geruch, Konsistenz, Temperatur und Seheindruck reagieren, woraus letztlich der volle Aromenreichtum („flavor”) der jeweiligen Nahrungsmittel resultiert. Der orbitofrontale Kortex ergänzt diese Repräsentation durch eine Genusskomponente. Dies äußert sich darin, dass die Neurone im orbitofrontalen Kortex, die bei der Nahrungsaufnahme aktiviert sind, ihre Aktivität reduzieren, sobald diese Nahrung bis zur Sattheit gegessen wird. In der Tat korreliert die neuronale Aktivität in dieser Region genau mit dem Grad der Genussempfindung, den diese Nahrung vermittelt; ferner mit unserem Appetit und der Vorliebe, die wir diesem Nahrungsbestandteil gegenüber hegen. Es handelt sich hier also um den Ort, wo der hedonistische Aspekt von Speisen und Getränken im Gehirn zum Tragen kommt. Dies ist auch die Stelle, die mit Emotionalität zu tun hat (Rolls, 1999).

Die angenehme Seite des Geschmacks beim Essen. Viele Neurone im primären und sekundären Geschmackskortex reagieren bevorzugt auf eine der prototypischen Geschmacksqualitäten süß, sauer, salzig, bitter und umami. Die Befriedigung, die daraus resultiert, wird durch den Motivationsstatus, zum Beispiel Hunger, beeinflusst. Die subjektive Entsprechung dieser Modulation besteht darin, dass Nahrung dann als angenehm empfunden wird, wenn man hungrig ist, aber als hedonistisch neutral, wenn man bereits gesättigt ist. Die Modulation findet nicht im primären Geschmackskortex statt, sondern erst in der nächsten Verarbeitungsebene im sekundären Geschmackskortex.

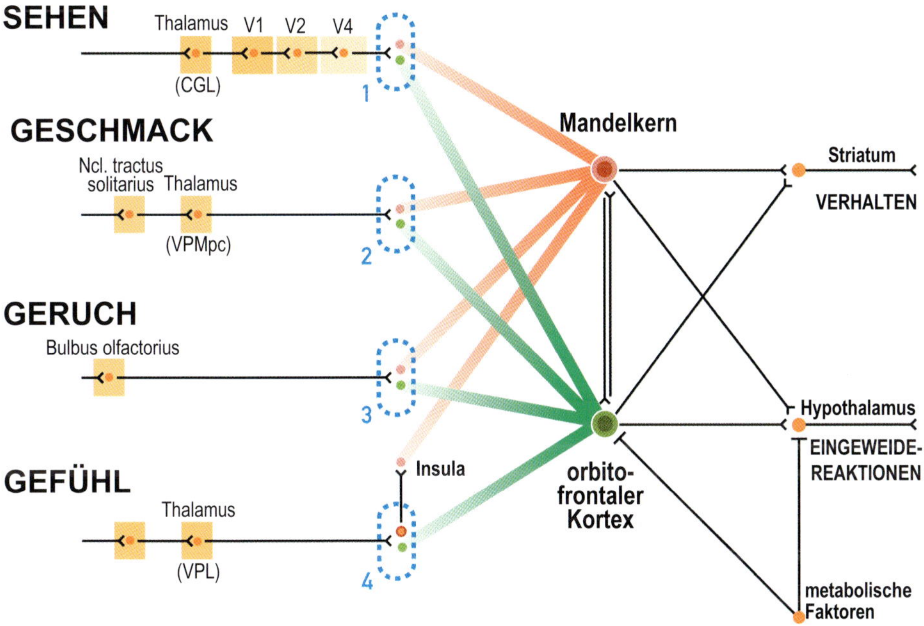

Abb. 1. Schematische Darstellung der für den Ess- und Trinkgenuss relevanten Sinneskategorien (Modalitäten). Auf die anfängliche Verarbeitung innerhalb eines einzelnen Sinneskanals (horizontaler Strang) folgt die Konvergenz der Erregung in zwei Hauptregionen, dem orbitofrontalen Kortex und dem Mandelkernkomplex (Amygdala). Dank dieser Konvergenz können einzelne Neurone in diesen beiden Regionen auf unterschiedliche Kombinationen von Sinneseindrücken reagieren. Andererseits kann die Aktivität der Neurone in diesen beiden Arealen durch die Beziehung zu weiteren Regionen moduliert werden. 1: unterer Temporallappen, 2: primäre Geschmacksrinde, 3: primäre Riechrinde, 4: primäre sensible Rinde.

Um dicsc Vorgängc bcsscr vcrstchcn zu könncn, muss man dic Ergcbnissc von Tierversuchen betrachten. Hier lässt sich beobachten, dass die Aktivität der Neurone auf den Geschmack von Glukose komplett nachlässt wenn sich das Tier (Affe) satt gegessen hatte. Dies äußert sich auch im Verhalten, das vom gierigem Verlangen nach Zuckerlösung in aktive Ablehnung umschlägt.

Sinnes-spezifische Sättigung. Bei unseren Untersuchungen war die Abnahme der Neuronenaktivität im sekundären Geschmackskortex recht spezifisch für die Art der Nahrung, mit der der Affe bis zur Sattheit gefüttert wurde. Hatte er beispielsweise Zuckerlösung erhalten, ging die Erregbarkeit für den Zuckergeschmack zurück, nicht jedoch der Geschmack für schwarze Johannisbeeren. Dieser Umstand zeigt, dass die zunehmende Unlust, solche Nahrungsmittel weiter zu essen, mit denen man sich bereits übersättigt hat, durch eine verminderte Erregbarkeit von Neuronen im orbitofrontalen Kortex (nicht aber auf tieferen Ebenen der Geschmacksleitung) beruht. Umgekehrt entspricht die Aktivität in der Inselrinde keinesfalls dem Genusswert der Nahrungsmittel, sondern ist unabhängig vom Motivationsstatus.

Es ist ein sehr wichtiges Prinzip, dass Identität und Intensität eines Geschmacks an einem anderen Ort repräsentiert sind als das angenehme Gefühl (Genuss), das mit der Geschmackswahrnehmung verbunden ist. Wegen dieser unterschiedlichen Repräsentation können wir Geschmackskomponenten (im primaren Geschmackskortex) wahrnehmen und ihre Intensität erkennen, auch wenn wir hungrig sind. Es ist aber ein ebenso wichtiges Prinzip, dass dann, wenn wir eine gewisse Speise bis zur Sattheit zu uns nehmen, das angenehme Geschmacksgefühl für diese Speise bis zur Neutralität abnimmt, aber andere Komponenten, die noch nicht gegessen wurden, weiterhin als angenehm empfunden werden (siehe Beck). Dies ist der Grund dafür, dass zwar der Appetit auf Deftiges gestillt sein mag, nicht jedoch die Lust auf Süßes. Dies ist ein wichtiger Aspekt im Hinblick auf evolutionäre Überlebensstrategien, denn sinnesreizspezifische Sättigung führt natürlich dazu, dass ein relativ breites Spektrum unterschiedlicher Nahrungsbestandteile aufgenommen wird, und damit auch unterschiedliche Nährstoffe.

Die Vermählung von Geruch und Geschmack im orbitofrontalen Kortex

Eingänge aus dem Geschmacksystem werden mit den Eingängen anderer Modalitäten, zum Beispiel aus dem Riechsystem im orbitofrontalen Kortex zusammengebracht, um die Wahrnehmung der Aromafülle auszulösen. Bei unseren Untersuchungen am Affen fiel auf, dass einige Neurone Anzeichen dafür erkennen ließen, dass auf ihnen mehrere Eingänge konvergieren, das heißt, sie reagierten zum Beispiel auf Eingänge aus dem Geschmacksystem und dem Sehsystem (13%), auf Geschmack und Geruch (13%), auf Geruch und Sehen (5%). Einige dieser multimodalen Neurone besaßen korrespondierende Empfindlichkeit, d.h., sie reagierten beispielsweise auf süßen Geschmack und auf (visuelle) Hinweise auf süßen anstelle von salzigem Fruchtsaft. Dieses Verhalten wird erst durch einen Lernprozess ermöglicht, bei dem Zellen im orbitofrontalen Kortex lernen, auf solche Signale aus dem visuellen oder olfaktorischen System zu reagieren, die mit einem bestimmten Geschmack assoziiert sind. Dieser assoziative Lernvorgang zwischen Geruch und Geschmack ist äußerst wichtig um Aromen zu erkennen. Interessanterweise braucht das Gehirn einige Zeit, um diese Assoziation zu lernen, so dass das volle Erlebnis, das sich durch ein neues Getränk oder durch einen neuen Nahrungsbestandteil einstellt, einige Zeit und Training benötigt. Dies unterstreicht die Notwendigkeit wiederholter Erfahrung mit neuem Wein oder einer unbekannten Speise, bevor diese Lernmechanismen, und damit die Bewertung von Wein und Nahrung, etabliert sind. Andererseits ist diese relative Inflexibilität ein Grund dafür, dass unsere Geruchs- und Geschmacksassoziationen relativ stabil sind; unsere Wahrnehmung und Interpretation von Aromen wird dadurch aber erleichtert.

Wo entsteht der anregende Charakter des Geruchs? - Geruchs- und Seh-spezifische Sattheit und ihre Repräsentation im orbitofrontalen Kortex

Neurone im orbitofrontalen Kortex, die auf einen spezifischen Geruch oder den Anblick einer bestimmten Speise reagieren, reduzieren ihr Aktivitätsverhalten, wenn diese bereits bis zur Sättigung verspeist wurde. Diese Abnahme ist typischerweise spezifisch für genau den Geruch oder den Anblick der Speise, die bis zur Übersättigung gegessen wurde. Daraus lässt sich - ähnlich wie beim Geschmack - auf die Beziehung zwischen Verarbeitungsprozessen von Geruchs- und Sehinformation in dieser Hirnregion und der Kontrolle von Essverhalten schließen.

Auch aus Untersuchungen am Menschen weiss man, dass das Gefallen an solchen Nahrungsmittel, die bis zur Sattheit gegessen wurden, stärker abnimmt als von solchen, die (noch) nicht verspeist wurden. Eine Folgerung aus diesem Tatbestand ist, dass dann, wenn eine Nahrung bis zu Übersättigung gegessen wurde, die Verminderung des Appetits für andere Nahrungsmittel nicht gleichermaßen abnimmt. Dieser Effekt ist weitgehend spezifisch für die tatsächlich während einer Mahlzeit einverleibten Nahrungsteile und Getränke; und es ist dieser Umstand, warum die Abwechslung in der Speise- und Getränkefolge ein stets neues Gefühl von Annehmlichkeit und damit verbundener Genussfähigkeit und Gaumenkitzel auslöst. Daraus resultiert, dass mit einer größeren Auswahl an (verfügbaren) Speisen auch der Konsum ansteigt. Weil bei dieser Beziehung zwischen Nahrung und Sättigung sinnliche Aspekte wie Farbigkeit, Form, Aroma und Textur eine größere Rolle spielen als kalorische Aspekte wie Gehalt an Eiweiß, Kohlenhydrat und Fett, spricht man hier von „sinnes-spezifischer Sattheit".

Wir haben uns die Frage gestellt, ob dasselbe Phänomen (die kombinierte sinnes-spezifische Abnahme der Neuronenaktivität im orbitofrontalen Kortex und des subjektiv empfundenen Genusses) auch auftritt, wenn die Speise, die bis zur Übersättigung aufgenommen wurde, nur gerochen wird.

Tatsächlich war genau dies der Fall. Sobald die Versuchsperson diese Speise bis zur völligen Sättigung gegessen hatte, nahm das Wohlgefühl beim Riechen dieser Speise ab. Wir haben auch gefunden, dass das Wohlgefühl am Geruch anderer noch nicht verzehrter Speisen wesentlich geringer abnahm. Dieses Ergebnis hat eindeutige Konsequenzen hinsichtlich unserer Vorstellung von der Kontrolle der Nahrungsaufnahme. Erstens darauf, eine Speise so zu zubereiten, dass man während des Essens die Lust darauf nicht verliert, und zweitens darauf, dass die Geruchsempfindungen von der verzehrten Speise beeinflusst werden (siehe Beck).

Wir sind auch der Frage nachgegangen, welche Mechanismen der geruchsspezifischen Sättigung zugrunde liegen. Hierfür mussten die Versuchspersonen die Nahrung ungefähr so lange kauen, wie sie normalerweise im Mund gehalten wird; sie durften sie aber nicht schlucken. Auch hier kam es zur sinnes-spezifischen Sättigung. Dies ist ein Hinweis darauf, dass dieser Effekt nicht über Signale aus dem Magen zustande kommt, sondern der Geruch (oder Geschmack) allein verantwortlich ist.

Während der Evolution mag die Tatsache, dass wir mehr essen, wenn das Nahrungsangebot vielfältiger ist, Vorteile gebracht haben, weil sich damit die Wahrscheinlichkeit erhöhte, dass bei diesem Verhalten unterschiedliche Nahrungsinhaltsstoffe aufgenommen werden. Heutzutage bildet die Vielfalt der stets verfügbaren Nahrungspalette einen wichtigen Aspekt bei der Entwicklung der Fettleibigkeit.

Die Antwort von Geruchs- und Geschmacksneuronen im orbitofrontalen Kortex auf Sehwahrnehmungen, Textur und Temperatur der Speise

Viele Neurone im orbitofrontalen Kortex, die auf visuelle Stimuli reagieren, antworten auch auf Eingänge aus dem Geruchs- und Geschmackssinn. Ihr Aktivitätsmuster kehrt sich ins Gegenteil, wenn die Sehwahrnehmung gestört ist oder nicht den Erwartungen entspricht. Diese Neurone werden aber aktiviert, wenn Hungergefühl besteht. Im orbitofrontalen Kortex scheint es daher einen Mechanismus zu geben, der die Antwort der Neurone auf visuelle Stimuli sehr flexibel manipulieren kann, abhängig von der Belohnung (z. B. die Erwartung auf ein besonderes Geschmackserlebnis), die mit dem visuellen Stimulus verknüpft ist. Dies erlaubt eine Vorstellung vom Geschmack von Nahrungsmitteln, die man betrachtet, und dient daher der Auswahl von Nahrungsmitteln nach dem Augenschein. Es liefert auch eine Erklärung dafür, wie das Auge unseren Geschmack beeinflusst.

Schließlich haben wir festgestellt, dass einzelne Neurone im orbitofrontalen Kortex auf die Temperatur der Speise im Mund reagieren. Diese Information ist bei einigen Neuronen unabhängig von anderen sensiblen Qualitäten repräsentiert, bei anderen hingegen in Kombination mit dem Geschmack oder der Textur. Diese neuesten Erkenntnisse zeigen, dass sowohl Textur und Konsistenz von Speisen als auch ihre Temperatur im orbitofrontalen Kortex repräsentiert sind. Hieraus ergibt sich eine vielschichtige Repräsentation der sensorischen Eigenschaften von Speisen und Getränken.

Imaging-Studien bei Menschen

Geschmack. In mehreren Studien wurden mit Hilfe der funktionellen Magnetresonanz-Tomographie (fMRT, siehe S. 58) die Aktivierungsmuster während der Geschmackswahrnehmung beim Menschen untersucht. Dabei fand sich typischerweise eine Aktivierung im primären Riechkortex, in einem Teil der sekundären Geschmacksregion und im Mandelkern (vgl. Abb. 1). Das aktivierte Areal in der sekundären Geschmacksregion entspricht dabei nicht jener Region, die durch Geruch und durch angenehme Berührung aktiviert wird. Ja, es hat sich sogar gezeigt, dass einzelne Geschmackskomponenten, wie Süß (angenehm) und Salzig (unangenehme Geschmacksrichtung) unterschiedliche Regionen des orbitofrontalen Kortex aktivieren. Im Hinblick auf die Aktivierung im Mandelkern ist überraschend, dass er wesentlich intensiver auf angenehmen (Glukose) als auf unangenehmen oder abstoßenden Geschmack reagierte, weil er gewöhnlich mit aversiven, nicht jedoch mit positiven Reizen assoziiert wird.

Geruch. Bei Menschen findet sich bei Duftreizen zusätzlich zur Aktivierung der primären Riechregion (piriformer Kortex) eine ausgeprägte und konsistente Aktivierung des orbitofrontalen Kortex. Eine wichtige Frage ist, ob im Gehirn mit der fMRI-Methode getrennte Regionen für angenehme und unangenehme Düfte unterschieden werden können. Um diese Frage zu beantworten, haben wir die Hirnaktivierungen nach der Verabreichung von je drei angenehmen und unangenehmen Düften bestimmt. Wir fanden, dass sie unterschiedliche Regionen aktivierten. Angenehme, nicht aber unangenehme Düfte aktivierten eine mittig gelegene Partie des rostralen orbitofrontalen Kortex; unangenehme hingegen eine seitlich davon gelegene Partie. Ferner zeigte sich eine Korrelation zwischen der Lage der Aktivierungsorte und der subjektiven Einschätzung des Duftcharakters auf einer Werteskala von angenehmen zu unangenehmen Düften. Außerdem fand sich eine Aktivierung im vorderen zingulären Kortex mit ebenfalls partiell unterschiedlichen Reizmustern.

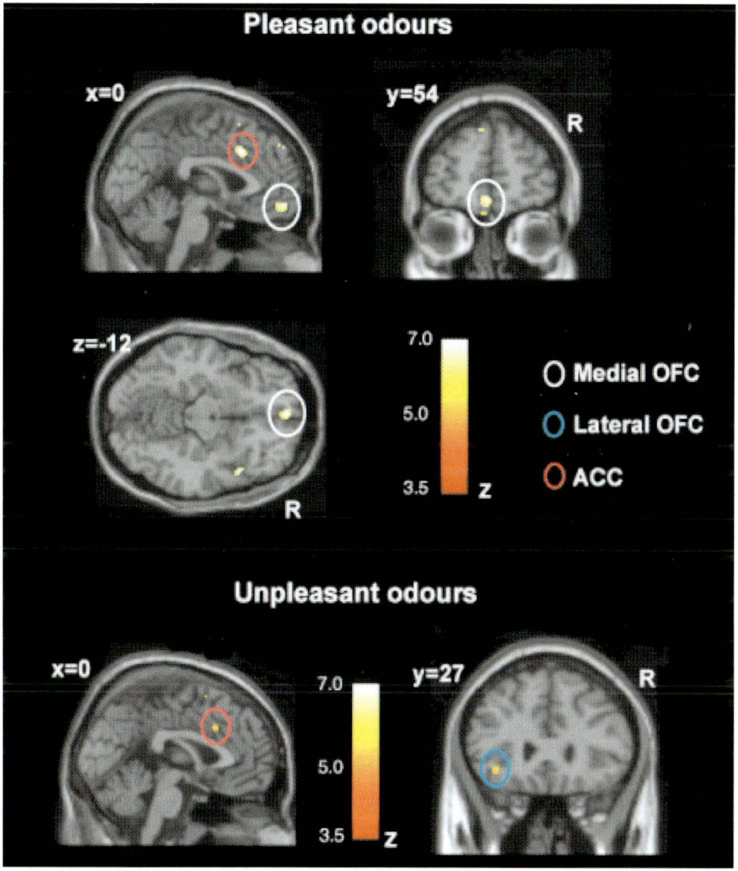

Abb.2. Lage der Aktivierungsorte nach Verabreichung von angenehmen und unangenehmen Düften. Abkürzungen: ACC: vorderer zingulärer Kortex, OFC: orbitofrontaler Kortex.

In einer weiteren Untersuchung prüften wir, ob sich die oben beschriebene sinnes-spezifische Sättigung beim Menschen auch mit der fMRI nachweisen lässt. Wir fanden heraus, dass sich die durch angenehme Geruchsempfindungen beim Menschen ausgelöste Aktivierung (im konkreten Fall durch den Geruch von Bananen) in einer Region des orbitofrontalen Kortex reduzierte (relativ zu einem Vanillegeruch als Kontrollaroma), wenn die Bananen bis zur Sattheit gegessen wurden. Daraus lässt sich ableiten, dass die Aktivität in einem Teil des menschlichen orbitofrontalen Kortex in Beziehung zu spezifischen Sattheitserlebnissen steht, und dies die Hirnregion ist, in der angenehm empfundene Geruchserlebnisse repräsentiert sind.

Wir haben auch die Hirnaktivierung bei der fMRT vor und nach dem Genuss einer Speise bis zur Übersättigung bestimmt. Hintergrund dieser Studie war es zu erfahren, wie sehr die jeweilige Ausdehnung des Aktivierungsbereichs, der durch Geruchs-, Geschmacks- und Textur-Merkmale bestimmt ist, abnimmt, wenn diese Speise (komplexe Nahrung) wegen Übersättigung nicht mehr als angenehm empfunden wird. Wir verbanden damit die Hoffnung, solche Bereiche bestimmen zu können, in denen eben diese (Geruchs-, Geschmacks- und Textur-) Merkmale getrennt repräsentiert sind. Als Nahrungsmittel, die bis zur Übersättigung gegessen wurden, wählten wir entweder Schokolade, Milch oder Tomatensaft. Eine Abnahme der Aktivierung wurde nur im orbitofrontalen Kortex, nicht jedoch im primären Geschmackskortex nachgewiesen. Diese Studie bestätigte unsere Befunde an Primaten und zeigte auch für den Menschen, dass das mit der Aufnahme von Speisen verbundene Wohlgefühl im orbitofrontalen Kortex repräsentiert ist.

Existiert eine „Hedonistische Hirnkarte?"

Diese Ergebnisse weisen auf die diskrete Repräsentation von unterschiedlichen Geschmacks- und Geruchskomponenten im Gehirn des Menschen hin. Daher ist es erlaubt, von der Existenz einer Hirnkarte für hedonistische Gefühle zu sprechen. Auf ihr stehen der orbitofrontale und der vordere zinguläre Kortex im Mittelpunkt (Abb. 2; vgl. Abb. 3, Seite 23). Es ist sicherlich eine spannende Angelegenheit, in Zukunft die Palette der Testsubstanzen zu erweitern und Aromen sowie Parfums einzubeziehen, um zu untersuchen, wo und wie sie sich in die „hedonistische" Landkarte des Gehirns einordnen lassen. Gleichermaßen interessant ist es herauszufinden, wo Aromen, die durch die Kombination von Geruchs- und Geschmacksempfindungen gebildet werden, repräsentiert sind, und wie kognitive Faktoren die erzeugten Aktivierungsmuster beeinflussen.

Emotion. Der orbitofrontalen Kortex, in dem die affektive Bedeutung von Geruch und Geschmack repräsentiert ist, steht in enger Beziehung zu solchen Hirnregionen, die mit Emotionen zu tun haben. Emotionen können in Anlehnung an Rolls (1999) als Folgezustände von Belohnung und Bestrafung betrachtet werden; umgekehrt können Geruchs- und Geschmacksreize als Auslöser emotionaler Zustände definiert werden. Teil der herausragenden Rolle des orbitofrontalen Kortex bei Emotionen ist der Umstand, dass er primäre, d.h. nicht erlernte Belohnungen und Bestrafungen repräsentiert und auch das Erlernen von Assoziationen zwischen neutralen Reizen und primären Verstärkern erlaubt. Diese Art von (assoziativem) Lernen liegt den erlernten emotionalen Zuständen zugrunde. Zusätzlich zu Verstärkern wie Geschmack, Geruch und Berührung werden abstrakte emotionsauslösende Reize in anderen Regionen des orbitofrontalen Kortex repräsentiert. So korreliert eine Aktivierung im medialen orbitofrontalen Kortex beim Menschen mit dem Versprechen einer gewonnenen Geldmenge, während eine im lateralen orbitofrontalen Kortex mit dem kalkulierten Verlust korreliert.

Wir beginnen also nicht nur zu verstehen, wo der affektive Wert von Geruch und Geschmack im Gehirn repräsentiert ist; wir gewinnen auch ein breiteres Verständnis für diejenigen Hirnmechanismen, die am Belohnungsverhalten und Vergnügen beteiligt sind, und damit letztlich dafür, wie das Gehirn Emotionen erzeugt.

Die Rolle des orbitofrontalen Kortex geht weit über die Repräsentationen der mit Geschmack und Geruch assoziierten Reize hinaus. In ihm enden auch Signale aus den Eingeweiden, die im Zusammengang mit der Regulation von Hunger, Sattheit und Durst stehen. Er ist außerdem eine Region, wo eine kurzzeitige, sinnes-spezifische, Kontrolle des Appetenz- und des Essverhaltens implementiert ist.

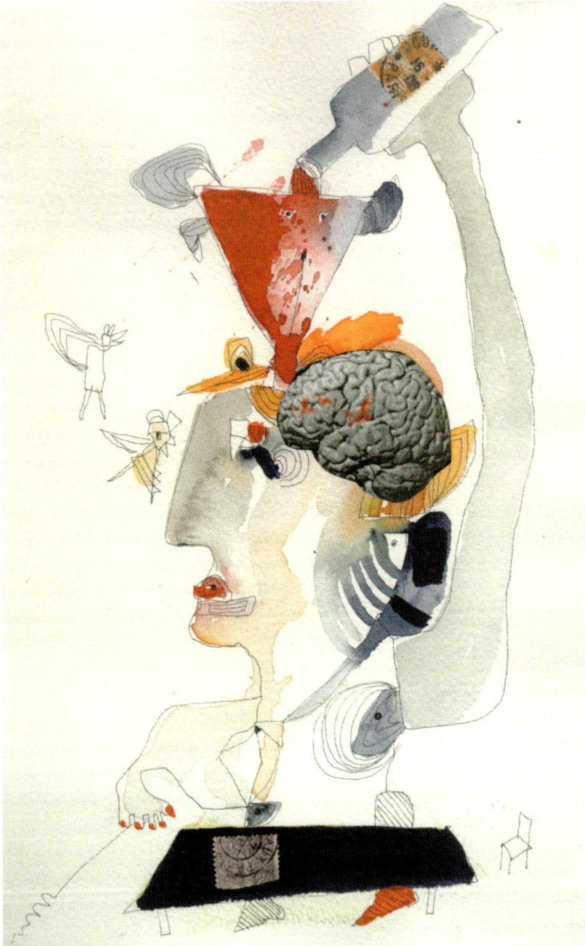

Weinverkostung - eine Herausforderung an das Gehirn

Die erste fMRI-Studie zur Verkostung von Wein im Gehirn des Sommeliers

A. Castriota Scanderbeg, G. Hagberg, A. Cerasa, G. Committeri, G. Galati, F. Patria, S. Pitzalis, C. Caltagirone, R. Frackowiak

Labor für funktionelle Bildgebung, IRCCS Fondazione Santa Lucia, Rom; Universität G. D'Annunzio, Chieti; Universität „La Sapienza", Rom; Universität "Tor Vergata", Rom; Functional Imaging Laboratory, Institute of Neurology, UCL, London, GB

Jeder Genießer schätzt das Weintrinken als hochemotionales, hedonistisches Erlebnis; er weiß aber auch, dass die Genussfreude durch Kennerschaft wächst. Diese erste experimentelle Studie mit der funktionellen Magnetresonanztomographie (fMRT, siehe Textbox) zur Verkostung von Wein im Gehirn des Sommeliers hat diese Erfahrung nun erstmals auch wissenschaftlich bestätigt. Sie liefert Grund zur Annahme, dass sich Sommeliers von nicht-professionellen Weintrinkern dadurch unterscheiden, dass sie während der Weinprobe besondere Strategien anwenden, um das komplexe Zusammenspiel mehrerer primärer Sinnesqualitäten, die bei der Verkostung von Wein beteiligt sind - neben Geschmack und Geruch auch das Fühlen und Sehen - zu entwirren und damit höhere kognitive Funktionen anregen und eine (mutmaßlich) intensivere Erlebnisweise erfahren. Die fMRT-Untersuchung an Sommeliers und nicht-professionellen Weintrinkern wurde aus folgenden zwei Gründen durchgeführt: erstens sollten die Hirnregionen kartiert werden, die während der Weinprobe - speziell beim Analyse- und Bewertungsprozess während der Weinverkostung - aktiviert werden, zweitens sollte untersucht werden, ob zwischen beiden Personengruppen Unterschiede im Aktivierungsort, dem Aktivierungsgrad oder der Aktivierungsintensität bestehen.

Die **funktionelle Magnetresonanztomographie (fMRT)** ermöglicht, das Gehirn beim wachen Menschen ohne schädigende Begleiteffekte „in Funktion“ zu beobachten. Dabei kann man die aktiven Hirnbereiche bei der Ausführung motorischer, sinnlicher oder kognitiver Tätigkeiten verfolgen. Die Technik basiert darauf, dass es bei der Stimulation des Gehirns zu einer Steigerung des Stoffwechsels im betroffenen Hirnabschnitt kommt, wodurch das aktivierte Areal mit einem erhöhten regionalen zerebralen Blutfluss reagiert. Da aktive Nervenzellen mehr Sauerstoff verbrauchen als inaktive, verschiebt sich das Verhältnis von frischem zu verbrauchtem Blut. Blut hat aber unterschiedliche magnetische Eigenschaften, je nachdem, ob der rote Blutfarbstoff Hämoglobin mit Sauerstoff beladen (oxigeniert) ist oder nicht (desoxigeniert) (so genannter BOLD-Effekt, blood oxygen level dependent). Zur Auswertung der fMRI-Sequenzen werden die lokal begrenzten durchblutungsbedingten Signaländerungen im MR-Signal detektiert und den betroffenen Hirnregionen zugeordnet. Die Technik erlaubt, Änderungen der Hirnaktivität mit einer zeitlichen Auflösung von rund einer Sekunde kontinuierlich aufzuzeichnen. Zur fMRI-Messung ist der Proband in liegender Haltung in einem MR-Gerät (Kernspintomographen) platziert. Je nach Gerät herrschen hier Magnetfeldstärken, die etwa der 20.000 bis ca. 55.000fachen Erdanziehungskraft entsprechen (1.5 - 3 Tesla). Die Probanden dürfen daher keine metallischen Teile an oder in sich tragen. Abgesehen davon ist die FMRI ein nicht-invasives, gesundheitlich unbedenkliches Verfahren ohne Strahlenbelastung.

In der Untersuchung wurde das Aktivierungsverhalten bei sieben Sommeliers und sieben gleichaltrigen nicht-professionellen Weintrinkern (im Alter von 35-55 Jahren) verglichen. Alle Teilnehmer mussten im Abstand von je 20 Sekunden kleine, definierte Mengen dreier verschiedener Weinsorten, einen Rot-, einen Weiß- und einen Dessertwein, im Wechsel mit einer 5%igen Zuckerlösung verkosten. Die Verwendung von Zuckerlösung, die eine Geschmacks-, aber keine Geruchsempfindung auslöst, diente hierbei als Vergleichslösung. Alle Teilnehmer kannten weder die Weinsorte noch die Abfolge der Verabreichung.

Studiendesign

Da die Untersuchungen in der fMRT-Maschine im Liegen stattfinden mussten, wurden die verschiedenen Getränke mittels mehrerer Schläuche, die an einer individuell angefertigten Prothese angebracht waren, in die Mundhöhle eingeflösst. Dabei waren Flüssigkeitsmenge, Applikationsort und Infusionsdruck bei allen Personen gleich. Innerhalb von sieben Sekunden mussten sie die verschiedenen Weinsorten schmecken und identifizieren. Daran anschließend musste die Flüssigkeit geschluckt werden. Nach Abschluss des Experiments im fMRT-Gerät hatten die Versuchspersonen die Weine zu charakterisieren und kritisch zu beurteilen.

Die resultierenden fMR-Sequenzen wurden mit Hilfe eines aufwändigen Softwareprogramms analysiert. Dieses berücksichtigt auch Einflüsse, die das Ergebnis verfälschen können, d.h. Mund- und Schluckbewegungen gleichermaßen wie unwillkürliche Körperbewegungen. Außerdem wurden die Unterschiede in der Hirnform und im Hirnvolumen der Versuchspersonen berücksichtigt.

Die Ergebnisse wurden im Hinblick auf zwei wichtige Aspekte des Weinbewertungsprozesses analysiert: den Geschmack und den Nachgeschmack. Es wurde daher nach solchen Hirnbereichen gesucht, die vor dem Schlucken (Geschmack) und unverzüglich nach dem Schlucken (Nachgeschmack) aktiviert wurden. Außerdem wurden die Messungen während der Verkostung von Wein- und Zuckerlösung verglichen, um die spezifischen, vom Wein aktivierten Bereiche zu erkennen.

Die Unterschiede zwischen Sommeliers und „nicht-geübten" Weintrinkern

Während der Anfangsphase der Weinprobe, d.h. direkt nach der Verabreichung des Weins oder der Zuckerlösung, zeigte sich bei Sommeliers und nicht-professionellen Weintrinkern gleichermaßen eine Aktivierung in der primären und sekundären Geschmacksregion, d.h. in der Insel und im orbitofrontalen Kortex, und zwar auf beiden Seiten des Gehirns. Unmittelbar nach dem Schlucken, während der Phase des Nachgeschmacks, zeigte sich eine zweite Aktivierung, wenn Wein geschluckt wurde, nicht jedoch nach dem Schlucken der Zuckerlösung. Die Verabreichung von Zuckerlösung führte also zu einer einphasigen Reaktion (direkt nach Applikation in die Mundhöhle), während Wein eine zweiphasige Reaktion auslöste, nämlich je einen Anstieg während der Geschmacks- und Nachgeschmacksphase.

Während der zweiten Phase (nach dem Schlucken) zeigten sich jedoch überraschende Unterschiede zwischen beiden Gruppen. Bei den Sommeliers fand sich eine beidseitige Aktivierung in einem weiteren Hirngebiet, dem dorsolateralen präfrontalen Kortex (Abb. 1, siehe auch Glossar). Die Kontrollgruppe hingegen zeigte eine Aktivierung in der linksseitigen Hippocampusregion und im Mandelkern (nicht jedoch im dorsolateralen präfrontalen Kortex (Abb. 2). Interessanterweise liegen die aktivierten Orte bei den Sommeliers so gruppiert, dass man Mutmaßungen über eine Verbindung anstellen darf, die von der linken Inselrinde über den angrenzenden orbitofrontalen Kortex bis zum dorsolateralen präfrontalen Kortex reicht (Abb. 1).

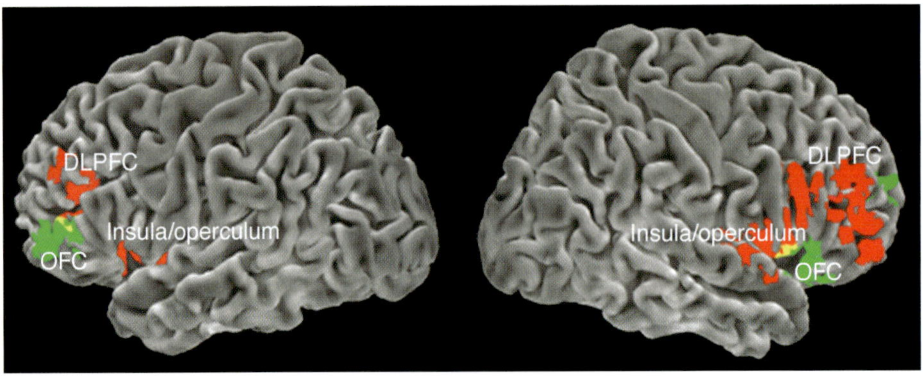

Abb. 1: Seitenansicht des Gehirns mit Registrierung der Aktivierungsbereiche während der Phase des Nachgeschmacks. Gruppe der Sommeliers; rot; Kontrollpersonen: grün; beiden Gruppen gemeinsam: gelb. Abkürzungen: DLPFC: dorsolateraler präfrontaler Kortex; OFC: orbitofrontaler Kortex.

Was es bedeutet

Diese Studie zeigt, dass es mit der fMRT gelingt, auch für den Menschen die Bereiche der Hirnrinde nachzuweisen, die für die Geschmackswahrnehmung hauptverantwortlich sind: das sog. primäre und sekundäre Geschmackszentrum (siehe Kapitel 2, Pritchard). Das primäre Geschmackszentrum in der Insel ist für die Identifizierung der Qualität und Intensität des Geschmacksreizes verantwortlich; im sekundären Geschmackszentrum, der orbitofrontalen Rinde, wird die Information aus dem Geschmackssystem mit Informationen aus anderen Sinnessystemen, vornehmlich aus dem Geruchssystem, verknüpft und somit die Empfindung der Aromafülle ausgelöst (siehe Rolls). Beide Regionen zeigten gleichermaßen bei den Experten und der Kontrollgruppe eine ausgeprägte Aktivierung während der Verkostung von Wein und Zuckerlösung. Dies ist ein Hinweis darauf, dass sich weder der primäre Wahrnehmungsprozess des Geschmacksreizes (in der Insel) noch der nachfolgende Verarbeitungsprozess (im orbitofrontalen Kortex) bei beiden Gruppen unterscheiden.

Anschließend, nach dem Schlucken, zeigten sich jedoch erhebliche Unterschiede zwischen den Sommeliers und der Kontrollgruppe. Während dieser Phase erreichen die flüchtigen Geruchsstoffe im Wein (über den sog. retronasalen Kamin) die Riechrezeptoren in der oberen Nasenhöhle. Man kann daher davon ausgehen, dass die Aktivierung im Gehirn dem sinnlichen Beitrag der Duftmoleküle im Wein zuzuschreiben ist. Ausschließlich bei den Sommeliers wurde eine Aktivierung des dorsolateralen präfrontalen Kortex nachgewiesen; bei der Kontrollgruppe hingegen fand sich eine Aktivierung im linksseitigen Hippocampus-Mandelkern Komplex, einem Bestandteil des limbischen Systems. Dieser Unterschied ist überraschend und zunächst schwer zu erklären. Man könnte denken, dass die „Bearbeitung“ des Weines im Mund und die Anreicherung des Weins mit Sauerstoff, die nur von erfahrenen Sommeliers beherrscht wird, zu der Aktivierung bei den Sommeliers führt. Dem widerspricht zum einen die Versuchsanordnung, die eine unterschiedliche Anreicherung mit Sauerstoff nicht zuließ; zum anderen entspricht der dorsolaterale präfrontale Kortex nicht der Riechregion, sondern einem Kortexareal, das bei der Planung und Nutzung kognitiver Strategien beteiligt ist. Daher ist die Aktivierung im dorsolateralen präfrontalen Kortex bei den Sommeliers nur damit zu erklären, dass von ihnen analytische Strategien zur Anwendung kamen. Hierbei kommt die Verwendung eines technisch orientierten Vokabulars zur Kategorisierung der Geschmacks- und Geruchswahrnehmung in Frage. Dass der dorsolaterale präfrontale Kortex auch bei der Erinnerungs- und Aufmerksamkeitsprozessen eine nachweisliche Rolle spielt, unterstreicht diese Erklärung.

Die Region, die sich bei der Kontrollgruppe bemerkbar machte, der (linksseitige) Hippocampus-Mandelkern Komplex, bildet einen Kernbestandteil des limbischen Systems

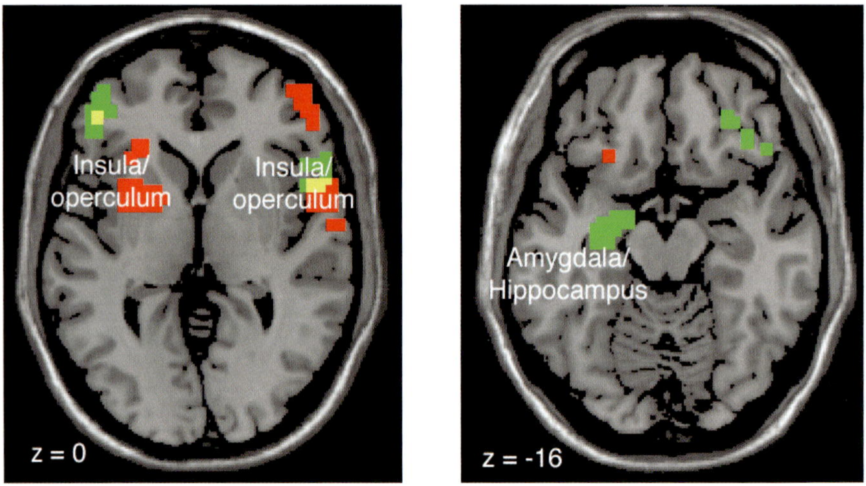

Abb. 2: Darstellung der während der Phase des Nachgeschmacks aktivierten Bereiche auf zwei Horizontalschnitten durch das Gehirn (links auf der Höhe des Thalamus, rechts in einer Ebene durch Hypothalamus, Mandelkern und Mittelhirn). Die rot gefärbten Areale entsprechen der erhöhten Aktivität ausschließlich in der Gruppe der Sommelier; die grün gefärbten Areale zeigen die Aktivierung in der Kontrollgruppe. Die gemeinsamen Aktivierungsorte sind in gelb dargestellt.

(siehe Glossar). Der Hippocampus spielt eine Schlüsselrolle bei Erinnerungsvorgängen; der Mandelkern ist wichtig bei emotionalen Prozessen, vorzugsweise aversiver Art. Eine Beteiligung an der hedonistischen Erlebnisweise nach dem Weingenuss scheint hier unwahrscheinlich, da sie die unterschiedlichen Reaktionsweisen nicht erklärt.

Natürlich muss bei der Auswertung der Daten und der Bewertung der Befunde eine Reihe von Aspekten beachtet werden, die die Untersuchungsbefunde beeinflussen können. So war es unvermeidbar, dass sich die Versuchspersonen nicht während der gesamten Testdauer ruhig halten konnten, d.h. Bewegunsartefakte erzeugten. Des weiteren führen Mund- und Schluckbewegungen zu zusätzlichen Aktivierungsreizen im Gehirn. Derartige Einflüsse sind hinreichend berücksichtigt und können als (alleinige) Ursache der beschriebenen Befunde ausgeschlossen werden. Trotz der künstlichen Testsituation und der methodisch bedingten Einschränkung zeigen die Daten, dass die Verarbeitung von Geschmacks- und Geruchsreizen im Gehirn unterschiedlich abläuft, je nachdem, ob eine Person die Erfahrung besitzt, komplexe Reize zu erkennen und analytisch zu beurteilen oder nicht. Nach unserer Meinung sind es Erfahrung und Sachverstand, die bei den Experten zur Aktivierung der dorsolateralen präfrontalen Rinde führten, da hier kognitive, erinnerungsabhängige und emotionale Elemente integriert werden. Eine solche Integration würde zu einer ‘Bewertung’ eines so komplexen Getränkes, wie es der Wein ist, sicher beitragen.

> „Um Wein richtig zu kosten, bedarf es nicht nur einer
> guten Zunge und eines blumigen Vokabulars, sondern
> auch eines aufnahmebereiten und geschulten Gehirns“

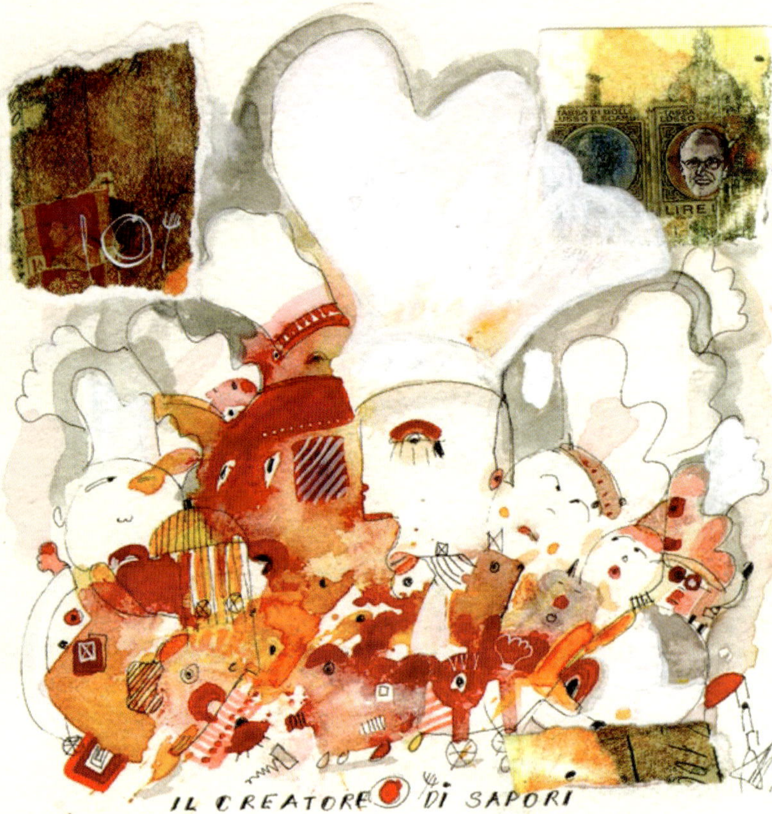
IL CREATORE DI SAPORI
LIRE

Wie man Neurone durch gutes Essen beschwingt

Heinz Beck

Chef des Restaurants La Pergola, Hilton, Rom, Italien

In unserer hektischen Gesellschaft ist es oft schwierig, ein wenig Entspannung für Körper und Geist zu finden. Doch für unser Wohlbefinden ist es wichtig, sich solche Momente zu gönnen. Zweifellos bietet ein gutes Essen eine Gelegenheit, bei der man leicht Ablenkung findet, an sich selbst denken, all seine Sinne und das Gehirn anregen und sich angenehmen Empfindungen hingeben kann. Viele dieser Empfindungen sind an Kindheitserinnerungen geknüpft, doch wenn man schon nicht den unnachahmlichen Geschmack gewisser Gerichte von Mama wieder finden kann, so ist es angebracht, sich von neuen kulinarischen Kuriositäten verwöhnen zu lassen. Diese können zweifellos im Unterbewusstsein mit der mütterlichen Liebe in Verbindung gebracht werden, an die wir uns so gern erinnern. Daher könnte der Geschmack auf der Zunge ein Mittel sein, um einstiges Glück nachzuempfinden. Die Voraussetzungen dafür zu schaffen, dieses Wohlbefinden zu erreichen, ist allerdings sehr schwer, weil es aus vielen nicht immer direkt sichtbaren Faktoren besteht. Letzten Endes sind es die Neurone, die über das eigene Wohlbefinden entscheiden - und über meine Kunst, sie in jeder Hinsicht zufrieden zu stellen, werde ich in diesem Kapitel erzählen.

Bei der Kunst des Speisens handelt es sich um eine kulturelle Angelegenheit. Die Kultur eines Volks hat bei der Entwicklung des - sich im Laufe der Geschichte veränderten - Geschmacks stets eine äußerst wichtige Rolle gespielt. Unvorstellbar bei den Römern, ein Gericht ohne Garum (Soße auf der Basis von Fischinnereien) zu essen, während uns heute allein die Vorstellung daran anwidert. Im Mittelalter bevorzugte man den süß-sauren Geschmack, den man heute in der chinesischen Küche vorfindet, nicht aber in der italienischen. Doch vermisst man bei den Chinesen den Käse, den wir wiederum gar nicht missen möchten und der bei uns nahezu allgegenwärtig ist. Die Geschichte lehrt, dass die Essgewohnheiten vor allem von Klimafaktoren beeinflusst werden, die ihrerseits die Religion und ihre Verbote prägen. Die Produkte, die in einer bestimmten Zone am ehesten verfügbar ist, werden allen kulinarischen Gerichten dieser Region zu Grunde liegen. Olivenöl wird seit jeher im Mittelmeergebiet gewonnen und wurde zum Grundbestandteil aller Rezepte. In kälteren Zonen, wie im Norden Europas, wo der Olivenbaum nicht wächst, verwendet man Butter und Schmalz.

In jenen Dörfern des Fernen Ostens, wo aus religiösen Gründen kein Fleisch gegessen wird, hat diese Regel den Gaumen und den Geschmack der Menschen verändert. Um den ehernen hinduistischen und schintoistischen Regeln zu folgen, hatten die Japaner Fleisch fast vollständig aus ihrer Ernährung verbannt. Sie sind daher noch heute keine großen Fleischesser und haben Mühe, ein Steak aufzuessen, wenn sie den Westen besuchen! Jeder entwickelt seinen persönlichen Geschmack. Er wird durch die Kultur, in der man aufwächst oder die man sich zu eigen macht, geformt.

Wir wollen jetzt vom Ambiente sprechen, in dem man speist. Ich achte auf alle Details, wie Dekoration, Licht, Duft und die Anordnung des Gedecks. Angenehme musikalische Melodien schaffen eine entspannende Atmosphäre; vor allem klassische Musik mit leichten Passagen tragen zur Entspannung des Nervensystems bei. Sind die akustischen Rezeptoren erst einmal entspannt, setzt auch der Entspannungsmechanismus der Geschmacks- und Geruchsrezeptoren ein, die auf diese Weise empfindsamer werden. Pflanzen und Blumen erinnern uns an die Natur und daher an das Leben. Ich bevorzuge immer frische Blumen auf dem Tisch, die nicht zu weit geöffnet sind und auch nicht zu stark duften oder zu viele Spitzen haben, da sie sonst ein Gefühl der Nervosität verursachen könnten. Auch sollten uns die Farben des Ambientes und der Tischtücher an die Natur erinnern. Zum Beispiel vermittelt Grün ein starkes Gefühl der Entspannung, während Rot eher eine aggressive und leidenschaftliche Farbe ist. Zu viel Licht ist störend, einheitliches Licht langweilt. Kerzen vermitteln Wärme und sind daher immer willkommen. Die Ausgewogenheit all dieser Faktoren, die vom Gast nur indirekt wahrgenommen werden, schafft eine magische Atmosphäre.

Aber widmen wir uns nun der Zusammensetzung der Speisen, die in Bezug auf Nährwert und Geschmack ausgeglichen und harmonisch sein sollten. Wir nehmen im Mund bekanntlich vier hauptsächliche Geschmacksrichtungen wahr: salzig, süß, bitter und sauer. Jedes Gericht sollte sie auf angenehme Weise anregen. Es ist jedoch der Duft der Speisen, der uns Tausende von so genannten Geschmacksfacetten kosten lässt. Es ist die große Errungenschaft der zeitgenössischen Küche, den ursprünglichen Geschmack der Speisen hervorzuheben und den veränderten Essgewohnheiten Rechnung zu tragen. Würzige und reichhaltige Gerichte und die bekannten traditionellen Klassiker der Küche unserer Vorfahren sind heutzutage vom Speiseplan ausgeschlossen. Ich rate aber, sie nicht zu vergessen und sie nicht zu missachten, allerdings die schweren Fette durch kalt gepresstes Olivenöl zu ersetzen, die Kochzeiten zu verringern und auch - warum nicht - die Menge! Allen Leuten, die in die „Pergola“ kommen, empfehle ich mein Degustationsmenü, das immer ausgeglichen, variationsreich und gesund ist. Leichtigkeit, Vielfalt, Kreativität, Geschmacksreichtum und Überraschung sind seine ‚Zutaten’.

Zu einem cremigen Gericht präsentiere ich z.B. etwas Knuspriges, um die Unterschiedlichkeit der Textur der Speisen zu unterstreichen (siehe Rolls). Als Beispiel soll die „Frittierte Zucchiniblüte auf einer Krustentier-Safran Consommé mit Wachtelei und Kaviar” dienen; ein Foto davon habe ich für den Umschlag meines Buches gewählt (H. Beck. Verlag Biblioteca Culinaria; siehe Abb. 1). Dieses Gericht habe ich nach zwei Gesichtspunkten kreiert: Sowohl der Tast- als auch der Geschmacksinn sollen stimuliert werden. Was den Tastsinn angeht, so möchte ich alle verschiedenen Beschaffenheiten abdecken: Die flüssige mit der Consommé, die weiche mit dem Zucchinipüree, die festere mit dem Kaviar, die knusprige mit der gebackenen Blüte; und was die verschiedenen Geschmacksrichtungen angeht, so zeigt die Zucchiniblüte eine leicht bittere Tendenz, das Ei eine süßliche, der Kaviar eine säuerliche und die Consommé eine salzige. Die Gesamtheit der Farben verleiht dem Gericht einen sonnigen Aspekt, der das Gehirn so stimuliert, dass auf beeindruckende Weise all seine Sensoren in Aktion gesetzt werden.

Alle meine Gerichte sind darauf ausgerichtet, den Sehsinn, den Tast- und den Geschmackssinn anzuregen, so dass sich diese Empfindungen im orbitofrontalen Kortex vereinen (siehe Rolls).

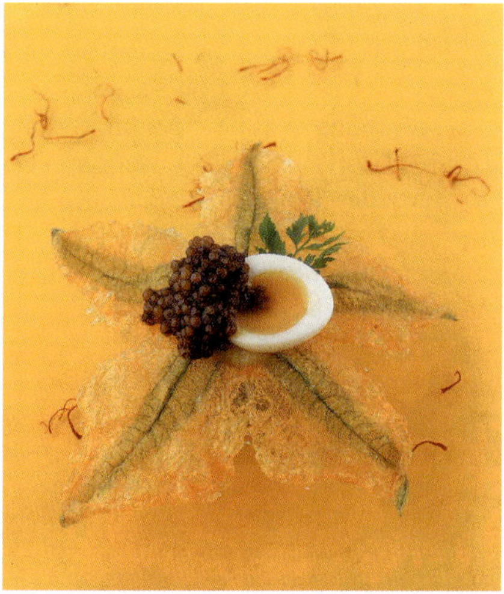

Frittierte Zucchiniblüte in einer Krustentier-Consommé mit Safran, Wachtelei und Kaviar.

Schon als Vor-Vorspeise lasse ich zum Aperitif kleine Schlemmereien in einem Silberlöffel servieren. Auf kleinstem Raum bringe ich eine Kombination aller vier Geschmacksrichtungen und diverser Texturen zusammen, damit alle Sinne angespornt werden: leicht säuerlich ist die kleine Kostprobe aus Kalbfleisch in Thunfischsoße, in der die Kapern den Fettanteil aufwiegen. Ein leicht salziges Empfinden haben wir beim Lamm Carpaccio, das mit rohem Sellerie serviert wird: eine schöne frische und krokante Kombination. Eine leicht bittere Nuance verspüren wir bei der kleinen gebackenen Auberginenscheibe, die dem Prinzip „außen knusprig und innen weich" folgt. Eine gewisse Süße an der Grenze zum Sauren offeriert dann der Rucolacocktail angereichert mit Zitronensorbet und Ginger Ale. Das Ganze wirkt erfrischend im Mund und bereitet die Rezeptoren und den Geist auf die Geschmackserlebnisse des Grand Menü vor.

Auch die Art und Weise, wie die Speisen gekocht werden, hat sich in den letzten Jahren verändert. Braten und Frikassees sind nicht mehr so sehr in Mode, während kurze Garzeiten bei Fleisch- oder Fischgerichten bevorzugt werden. Auf diese Weise bleiben die Nährwerte erhalten und die Speisen sind leicht verdaulich. Gewürze in kleinen Mengen können die Verdauung fördern, aber man sollte nicht übertreiben.

Die geliebte Paprikaschote (peperoncino) regt beispielsweise die Wärmerezeptoren an, wobei sich unmittelbar eine Hitzewallung einstellt, und unser Gehirn versucht, diese durch eine erfrischende Empfindung schnell zu beruhigen; wenn die Menge übertrieben wird, kann sie jeden Geschmack verdrängen. Ein anderes Beispiel ist die Muskatnuss, die im Altertum aufgrund ihrer halluzinogenen und amphetaminischen (erregenden) Wirkung als Droge zum wohlfeilen Preis konsumiert wurde. Wenn sie in höheren Dosen genossen wird, versetzt sie den Konsumenten in einen Erregungszustand: Man braucht nur daran zu denken, dass das in ihr enthaltene giftige Halluzinogen Miristizin für den Menschen tödlich sein kann, nimmt man mehr als fünf Gramm davon ein. Die Gewürznelke ist ein sehr gutes Anästhetikum, die Minze kann den Appetit anregen und wirkt sogar leicht aphrodisierend. Sehr stimulierend wirken auch vegetarische Öle, sie müssen aber bewusst kombiniert werden, weil es bestimmte Geschmackskomponenten gibt, die unvereinbar sind. Fenchel passt gut zu Estragon oder Safran, nicht aber zu schwarzem Trüffel. Dieser kann mit Saubohnen oder Spargel kombiniert werden, die etwas süßlich und ein wenig sauer sind. Wenn wir Estragon kosten, so nehmen die Geschmacksrezeptoren aufgrund seines ätherischen Öls etwas Säuerlich-Bitteres, Adstringierendes wahr. Wenn man dieses Kraut kaut, entweichen die ätherischen Öle und geben einen sauren und bitteren Nachgeschmack, was die Speichelsekretion fördert. Während sie evaporieren, sorgen sie für eine balsamische Empfindung in der Nase, und im Magen regen sie dann die Magensäfte an. Dieses Kraut sollte nach schweren Gerichten serviert werden, da es den Speichelfluss anregt und die Empfindung vermittelt, dass die Nase frei wird. Es darf aber nicht übertrieben werden, weil es gegenteilige Nachwirkungen haben kann, bei denen die Zunge wie unter der Verabreichung eines Anästhetikums erlahmt und für einige Zeit weniger empfindsam ist.

Die Düfte, die wir während des Essens riechen, können auch emotionale Empfindungen hervorrufen, vor allem, wenn man selber davon überzeugt ist, dass eine bestimmte Speise eine solche Wirkung hat. Eine aphrodisierende Wirkung wird seit jeher zum Beispiel den Austern zugeschrieben, und dies trifft tatsächlich zu, wenn man daran glaubt und das Unbewusste unbeabsichtigt darauf vorbereitet, dass diese Wirkung auch eintritt.

Warum träumen viele Leute davon, in einem berühmten Restaurant zu essen? Sicherlich, um einmal etwas Neues zu kosten. Ein guter Koch muss mit neuen, einladenden unbekannten Kreationen ständig die Neugier wecken. Die Reihenfolge der Gerichte und somit die der Geschmacksnuancen ist sehr wichtig: Sie müssen sich bis zum Ende der Mahlzeit steigern und in regelmäßigen Abständen serviert werden.

Bei meinem Degustationsmenü werden zu jedem Gericht die so genannten Side-dishes serviert, die zum nächsten Gericht überleiten sollen, so dass man stets gespannt ist, den nächsten Geschmack zu entdecken. Sie verlängern die Geschmacksreise, denn indem sie einen Gang ausdehnen, fungieren sie als Brücke zum nachfolgenden und somit zu neuen Geschmacksempfindungen - eine ständige Herausforderung an unseren Gaumen, damit er nicht einschläft. Aber wie könnte er das auch tun? Fehlt doch das große Finale, das Dessert, das mit seinen Farben und seiner Geschmacksvielfalt (sieben wundervolle Köstlichkeiten oder sieben Todsünden?) für Überraschung und beste Laune sorgt.

Süßspeisen vermitteln ein großes Glücksgefühl, weil sie uns an unsere Kindheit und jene unstillbare Lust auf Süßes erinnern. Torroneschaum, begleitet von einem leichten Mandarinensorbet, bilden den Auftakt; es folgt eine Mousse au Café, ein Halbgefrorenes aus Passionsfrüchten mit einigen Tropfen Balsamico-Essig, ein Trauben-Walnuss-Süssweingelee, gratinierte Himbeeren, eine süße Aubergine/Apfel-Tarte und ein herrliches Schokoladensoufflé. Die gesamte Geschmacksskala in einem einzigen Gang: Vom Süßen zum Bitteren, vom Kalten zum Warmen, vom Weichen zum Krokanten.

Die meisten Emotionen verspüren wir sicherlich beim Schokoladensoufflé. Ich serviere es zuletzt, weil es selbst nach so vielen Anregungen dem Gehirn immer noch einen starken und entscheidenden Impuls vermitteln und auch das ‚Liebeshormon' stimulieren kann. Das Lecithin in der Schokolade regt nämlich das Serotonin an, das wiederum die Gehirnregion aktiviert, in der sich der Geschmacksgenuss befindet.

Wein kann ebenfalls dazu beitragen, eine Mahlzeit aufzuwerten, aber man sollte die richtige Auswahl treffen. Wird zu einem herb-säuerlichen Gericht ein Wein mit hohem Säuregehalt serviert, empfinden wir im Mund nur ein unangenehmes Gefühl; zu einem solchen Gericht sollte man einen harmonischen Wein mit höherer Süße und erhöhtem Glyzeringehalt wählen. Ein fettes Gericht sollte von einem herben, frischen Wein oder einem trockenen spritzigen Wein, z.B. eine Riesling Selektion, begleitet werden, der den Gaumen von der zurückbleibenden Fettigkeit reinigt. Die mit Ricotta-Käse gefüllten Tortellini mit Schafskäse und Saubohnen sind ein sehr komplexes Gericht, jedoch wenig ausdrucksvoll im Geruch: Die

Saubohnen setzen eine süßliche und der Schafskäse eine würzige Nuance - wobei ich das Salzige vom Schafskäse durch die milde, salzarme Ricotta kompensiere - und der durchwachsene Speck vermittelt eine leichte Fettigkeit. Zu diesem Gericht sollte ein relativ säure- und alkoholhaltiger Weißwein gereicht werden, wie ein junger Weißburgunder, Spätlese, trocken. Zu meiner „Zucchiniblüte", die sehr delikat, leicht und nicht sehr fetthaltig ist, könnte man einen leichten und duftenden Wein mit gutem Säuregehalt, aber einfachem und anhaltendem Geschmack und Bukett servieren, wie zum Beispiel einen Riesling. Zu einem sehr saftigen, sehr kräftigen Gericht mit fettem Fleisch, wie etwa Lammfleisch, gehört ein tanninhaltiger, alkoholreicher Wein wie ein kräftiger Burgunder, z.B. eine Grauburgunder- oder Spätburgunder- Selektion (eventuell im Barrique gereift).

Die Wahl des Weines zum Käse ist im allgemeinen komplizierter, bedenkt man die verschiedenen Geschmacksnuancen, die unterschiedliche Reife und die reiche Auswahl. Man kann je nach Situation von frischen fruchtig-süßen Rieslingweinen bis Traminer Beerenauslese und Eisweinen übergehen, die zu Edelpilzkäsen passen. Wenn ich einen süßen Wein wähle, der ein Dessert begleiten soll, so suche ich einen spannenden Tropfen aus, der einen gewissen Alkoholgehalt und Frische hat, damit er zur Süße des Desserts kontrastiert. Zum Schokoladensoufflé würde ich einen edelsüßen jungen Rotwein (Spätburgunder oder Dornfelder Auslese; alternativ eine altersgereifte Ruländer Beerenauslese mit leichter Edelfirne) servieren, mit geringer Alkoholgradation, aber mit einem langen Abgang, der sich mit den Empfindungen, die ein Schokoladensoufflé hervorrufen kann, bestens ergänzt.

Nach dem Essen empfehle ich einen Tee aus frischen Kräutern: Er enthält keinen Alkohol, hilft bei der Verdauung und hinterlässt einen angenehmen Duft im Mund und wärmt ihn ganz sanft mit seiner anhaltenden Würze. Von Getränken mit hohem Alkoholgehalt rate ich hingegen ab, da sie die Geschmacksknospen nicht stimulieren, sondern eher verbrennen und dabei auch unsere angenehme Reise in die Geschmackswelt abrupt abbrechen, die sicherlich nicht mit der Mahlzeit ihr Ende findet, sondern in unserer Erinnerung weiterlebt.

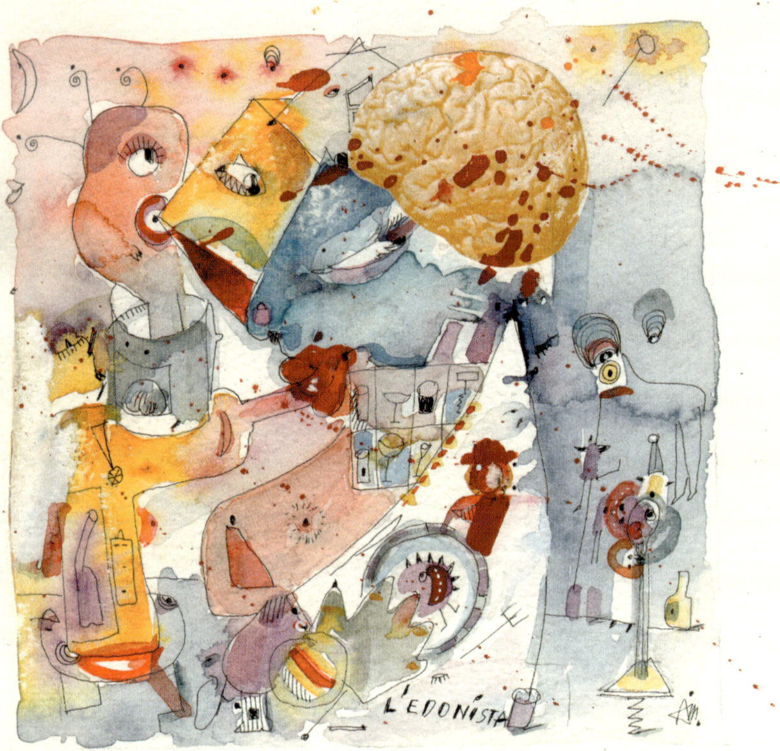
L'EDONISTA

Weiterführende Literatur

Ackermann D.: Die schöne Macht der Sinne. Eine Kulturgeschichte, Knaur-Verlag, München (1991).

AFNOR, Paris, NF ISO 5492. Analyse sensorielle. Vocabulaire (1992).

Brillat-Savarin A.: Was der Mensch isst, das ist er. Physiologie des Geschmacks, neu gewürzt und frisch serviert von A. Sacher-Masoch. Wien/ Stuttgart/ Basel (1962).

Burdach K.J. Geschmack und Geruch. Gustatorische, olfaktorische und trigeminale Wahrnehmung. Bern, Stuttgart, Toronto: Verlag Hans Huber (1987).

Classen C., Howes D., Synnott A.: Aroma. The cultural history of smell. Routledge, London and New York (1994).

Dürrschmid K.: Zur Sensorik von Madeleines und Tee in Marcel Prousts „Auf der Suche nach der verlorenen Zeit". IAKE. Mitteilungen. 11: 12-23 (2003).

Freeman W.F.: Physiologie und Simulation der Geruchswahrnehmung; Spektrum der Wissenschaft, 60-69 (1991).

Guinard J.X., Noble A.C.: Proposition d'une terminologie pour une description analytique de l'arôme des vins. Sciences des Aliments, 6: 657-662 (1986).

Halpern B.P.: Retronasal and orthonasal smelling. ChemoSense 6: 1-7 (2004).

Jackson R.S.: Wine Science: Principle, Practice, Perception (2nd edition). Academic Press, San Diego, USA (2000).

Koch J. (Hrsg.) Getränkebeurteilung. Handbuch der Lebensmitteltechnologie. Ulmer, E. (1986).

Kringelbach M.L. & Rolls E.T.: The functional neuroanatomy of the human orbitofrontal cortex: evidence from neuroimaging and neuropsychology. Progr. Neurobiology. 72: 341–372 (2004).

O'Doherty J., Rolls E.T, Francis S., Bowtell R., McGlone F., K.G. Renner, Ahne G.: Sensory-specific satiety related olfactory activation of the human orbitofrontal cortex. NeuroReport 11: 399-402 (2000).

Peynaud É.: Die Hohe Schule für Weinkenner. 2. Auflage (Reprint). Müller-Rüschlikon (1995).

Peynaud É.: Le goût du vin. Dunod, éd., Paris: BORDAS, pp 174-175 (1980) (Peynaud, É.: The Taste of Wine. London: Macdonald Orbis. Trans. Michael Schuster (1987).

Price J.L.: Olfaction. In G. Paxinos and J. K. Mai (Eds.), The Human Nervous System. 2nd edition. Elsevier, Amsterdam, New York, pp. 1198-1211 (2004).

Pritchard T.C., Norgren R.: Gustatory System. In G. Paxinos and J. K. Mai (Eds.), The Human Nervous System. 2nd edition. Elsevier, Amsterdam, New York, pp. 1171-1196 (2004).

Robinson J.: Weinkurs. Gräfe u. Unzer, Hallwag (2001).

Rolls E.T:. The Brain and Emotion. Oxford University Press: Oxford (1999).

Rolls E.T.: The Orbitofrontal Cortex and Reward. Cerebral Cortex, 10: 284-294 (2000a).

Rolls E.T.: Neurophysiology and functions of the primate amygdala, and the neural basis of emotion. In The Amygdala: A Functional Analysis, ed. JP Aggleton. Oxford University Press: Oxford (2000b).

Rolls E.T.: The cortical representation of taste and smell. Pp. 367-388 in: Olfaction,

Taste and Cognition, Eds. G.Rouby, B.Schaal, D.Dubois, R.Gervais and A.Holley. Cambridge University Press: New York (2002a).

Rolls E.T.: The functions of the orbitofrontal cortex. Chapter 23, pp. 354-375 in Principles of Frontal Lobe Function, Eds. D.T.Stuss and R.T.Knight. Oxford University Press: New York (2002b).

Rolls E.T., Kringelbach ML, de Araujo IE.: Different representations of pleasant and unpleasant odours in the human brain. Eur J Neurosci. 18, 695-703 (2003a).

Rolls E.T., Scott,T.R.: Central taste anatomy and neurophysiology. Ch. 33, pp. 679-705 in Handbook of Olfaction and Gustation, 2nd Edition, Ed. R.L.Doty. Dekker: New York (2003b).

Castriota-Scanderbeg A., Hagberg G.E., Cerasa A., Committeri G., Galati G., Patria F., Pitzalis S., Caltagirone C., Frackowiak R.: The appreciation of wine by sommeliers: a functional magnetic resonance study of sensory integration. NeuroImage, in press.

Zald D.H., Pardo, J. V.: Emotion, olfaction, and the human amygdala: amygdala activation during aversive olfactory stimulation. Proc Natl Acad Sci U S A 94, 4119-4124 (1997).

Links:

L'Office International de la Vigne et du Vin (OIV):
www.oiv.int/fr/oiv/presentation.html

www.deutscheweinakademie.de

www.thehumanbrain.info

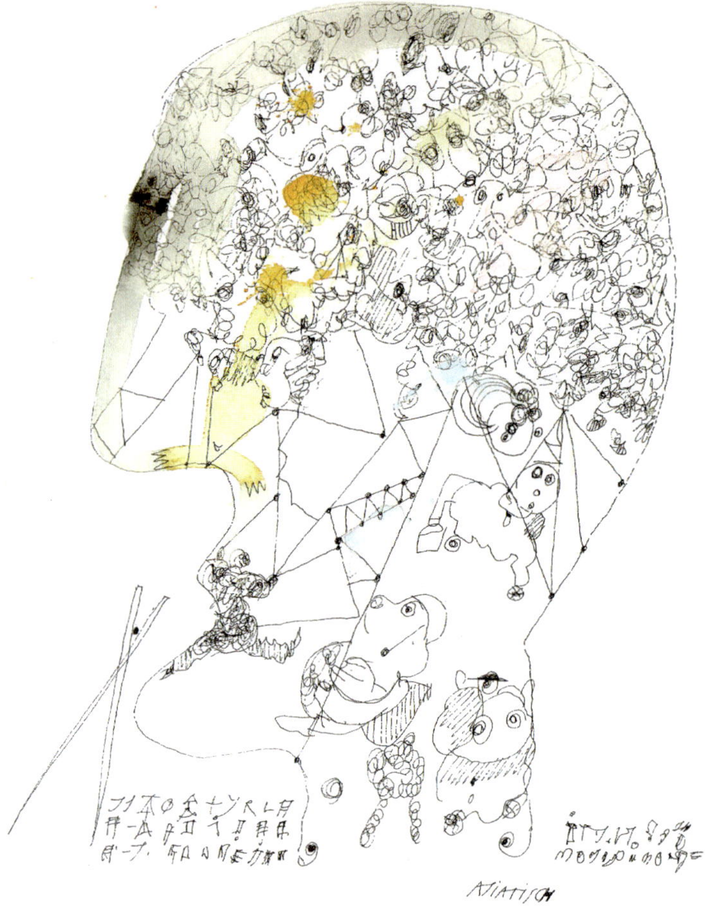
ASIATISCH

Glossar

A. (prae)piriformis: siehe piriformer Kortex.

Album (weiße Substanz): Großhirnmark, innerer Teil des Großhirns; besteht aus kompakten Nervenfasern, die von und zu Rinden- und Kerngebieten führen.

Amygdala (Corpus amygdaloideum): siehe Mandelkern.

Anosmie: kompletter Verlust der Riechempfindung.

Aroma (griech. ároma, Gewürz): a: Geruchseindruck, der über olfaktorische und trigeminale Rezeptoren zustande kommt. b: Summarischer Geruchs- und Geschmackseindruck (DIN 10950-1: 1999-04 Sensorische Prüfung). c, Gemisch der flüchtigen Aromastoffe, die einem Lebensmittel seinen unverwechselbaren Charakter verleihen (K. Dürrschmid, 2003).

Aromarad, von Arbeitsgruppe der American Society of Enology and Viticulture unter Leitung von Prof. Ann C. Noble, University of Davis, USA, für kalifornischen Wein konzipiert und von Prof. Dr. U. Fischer in Zusammenarbeit mit dem Deutschen Weinbauinstitut für deutsche Weine modifiziert. Das Aromarad gruppiert anschauliche Begriffe zur Beschreibung von Aromen nach einem hierarchischen Schema. Man sucht zunächst einen passenden Oberbegriff und schlüsselt diesen dann nach Subkategorien beziehungsweise Attributen auf (siehe Seiten VII und XI; http://wineserver.ucdavis.edu/Acnoble/waw.html).

Artefakt: ein das Mess- oder Untersuchungsergebnis veränderndes Ereignis, das durch fehlerhaftes Verhalten der Versuchsperson, unkontrollierte Bewegungen, Instrument- oder Situationseffekte, oder auch durch inadäquate Analysemethoden entstehen kann.

Axon: Nervenzellfortsatz; der Fortsatz einer Nervenzelle (Neuron), der elektrische Impulse vom Zellkörper (Soma) weg leitet. An seinem Ende ist das Axon in der Regel baumartig verzweigt und mündet in einer Vielzahl von knopfförmig verdickten Endigungen (Boutons). Sie bilden Verbindungsstellen zu anderen Nervenzellen (Synapsen) oder leiten die elektrische Erregung an Muskel- oder Drüsenzellen weiter.

Balken (Corpus callosum): massives Fasersystem, das beide Hemisphären miteinander verbindet.

basale Vorderhirnregion: wichtiger Durchgangsort von Fasersystemen, die für viszerale Vorgänge, Emotionen, Belohnungsreize etc. wichtig sind; dank der Verbindungen zum orbitofrontalen und präfrontalen Kortex, dem „limbischen System“ und Hypothalamus spielt sie eine äußerst wichtige Rolle bei der subjektiven Bewertung von Nahrungsmitteln, also auch beim Weingenuss.

Basalganglien: Kerne im Innern des Gehirns, die vor allem für der Modulation von Bewegungen dienen. Dazu gehören das Striatum (Nucleus caudatus, Putamen und Ncl. accumbens), das Pallidum, die Substantia nigra und der Nucleus subthalamicus. Zu den Krankheiten, die mit einer Funktionsstörung der Basalganglien einhergehen, gehören das Parkinson-Syndrom, Chorea Huntington und Hemiballismus.

Bindung (auch multimodale Konvergenz): ein Prozess, der die im Gehirn räumlich getrennt niedergelegten

Informationen miteinander „vermählt“.

Bulbus olfactorius (Riechkolben): periphere Auftreibung des Riechstiels (Tractus olfactorius). Endigungsort der Axone der Riechsinneszellen. Diese Axone, damit die Informationen über einen Geruch, sind topografisch repräsentiert.

Caudalie (lat. cauda: Schwanz, Schweif): Maßeinheit für die Dauer des Nachgeschmacks bei der Weinverkostung. Ein Caudalie entspricht einer Sekunde Nachhaltigkeit; 20 sind gut, 50 sind grandios.

chemosensorischer Apparat: strukturelle Bestandteile des Geruchs- und Geschmacksystems.

Chorda tympani (wörtlich:Paukensaite): Ast des Gesichtsnerven (7. Hirnnerv, N. facialis), führt sensible Axone von den Geschmacksknospen der vorderen 2/3 der Zunge zum Geschmackskern (Nucleus solitarius, siehe dort).

Corpus geniculatum (Kniehöcker): Kerngebiet im Thalamus. Unterschieden werden ein Corpus geniculatum laterale (seitlicher Kniehöcker) als Teil der Sehbahn (Schaltstation zwischen Netzhaut und primärem Sehkortex, d.h. die erste Station im Gehirn, an der die eingehende optische Information aus der Netzhaut verschaltet wird) vom Corpus geniculatum mediale, (medialer Kniehöcker) als Teil der Hörbahn.

Corpus mamillare (wörtlich: „Brüstchen“): äußerlich erkennbare Differenzierung des Hypothalamus; steht in Beziehung zum limbischen System.

Cortex: siehe Kortex.

dorsolateraler präfrontaler Kortex: Teil des präfrontalen Kortex. Er erhält seine Eingänge vorwiegend aus dem Tast-, Seh- und Hörkortex, d.h. aus weit entfernt liegenden Hirnarealen. Er ist bei der Planung und Nutzung kognitiver Strategien beteiligt und spielt bei Erinnerungs- und Aufmerksamkeitsprozessen eine Rolle. Seine Aktivierung führt zu kognitiven, erinnerungsabhängigen und emotionalen Effekten. Er gilt als die Stelle, ‘an der sich Vergangenheit und Zukunft treffen’: Er filtert aus dem sensorischen Input Bekanntes heraus und nutzt diese Informationen für einen motorischen Handlungsentwurf. Er ist wesentlich am Arbeitsgedächtnis beteiligt (z.B. wenn man eine Telefonnummer liest und sich kurzzeitig merkt).

Duft-, Riech- oder Geruchsstoffe: kleine organische Moleküle, die in der Riechschleimhaut mit Duftrezeptormolekülen interagieren.

Flavour (franz. Flaveur, engl. Flavor, ohne Entsprechung im Italienischen, Deutschen oder Spanischen): Gesamtheit des sinnlichen Eindrucks aller olfaktorisch-gustatorischen Merkmale, d.h. Geruch (olfaktorisch, ortho- und retronasal), Geschmack, und trigeminale Wahrnehmungen (Textur, Mundgefühl, Wärme); erweitert: Geschmacksfülle, Aromenreichtum, erweitert: Empfindungsreichtum.

fMRT: funktionelle Magnetresonanztomographie, siehe Textbox auf Seite 58.

Geruchsstoff: siehe Duftstoff.

Geschmacksknospen, Träger der Geschmacksinneszellen.

Geschmackskodierung: erfolgt zum einen in den in den Neuronen für jede einzelne Geschmacksqualität, zum anderen in Neuronenensemblecodierungen bei denen ganze Neuronenverbände für bestimmte Geschmacksqualitäten zuständig sind.

Geschmackszellen: Sinneszellen im Inneren kelchförmiger Strukturen, Geschmacksknospen.

Glomerulus: kugelförmige Struktur im Riechkolben; Endigung der Axone der Riechzellen; bildet die strukturelle und funktionelle Grundlage für den Geruchseindruck.

Griseum (graue Substanz, Substantia grisea): Hauptsächlich aus Nervenzellsomata (Perikaryen) und Dendriten bestehend.

Großhirn (Endhirn): besteht aus zwei stark gefurchten Halbkugeln (Hemisphären), die durch die mächtige, kompakte Faserverbindung des Balkens (Corpus callosum) verbunden sind. In jeder Hemisphäre lässt sich ein äußerer, kortikaler Teil (Hirnrinde, Cortex cerebri) und ein tief gelegener, innerer Teil (Mark, Marklager) unterscheiden.

Großhirnrinde: äußerer, gefurchter Bereich (Kortex) des Großhirns.

gustatorisch: den Geschmackssinn betreffend.

gustatorischer Kortex: primäre Geschmacksregion in der Hirnrinde.

Gyrus: Hirnwindung.

Hippocampus-Formation: Teil des limbischen Systems; spielt eine wichtige Rolle bei Gedächtnisprozessen. Sie unterstützt für eine Zeitdauer (nach Eintreffen neuer Informationen) von Wochen bis Monaten das Erinnern an Fakten und Erfahrungen, bis diese an anderen Orten des Kortex endgültig abgespeichert werden. Der Hippokampus ermöglicht es, die Bedeutung spezifischer Außenreize einzuschätzen. Beidseitiger Ausfall der Hippokampusformation hat katastrophale Auswirkungen auf die Bewertung neuer Sinnesinformation und auf das Erinnerungsvermögen.

Hirnrinde: siehe Kortex.

Hirnstamm: Abschnitt des Zentralnervensystems, bestehend aus Mittelhirn und Hinterhirn (Rautenhirn) (siehe Beitrag Mai). Im Hirnstamm liegen Kerngebiete, die Atmung, die Pulsfrequenz das Schlucken, Sprechen, die Zungenbewegungen und zahlreiche Eingeweidefunktionen kontrollieren und für allgemeine Wachsamkeit zuständig sind. Im Hirnstamm befindet sich auch der Umschaltort für Fasern aus den Rezeptororganen der Zunge.

Hypothalamus: Teil des Zwischenhirns. Der Hypothalamus bildet einen zentralen Knotenpunkt für Nervenbahnen, die dem Selbsterhalt des Organismus dienen. Er beherrscht das vegetative System, steuert über seine Verbindungen zur Hypophyse das endokrine System und trägt über seine Beziehung zu den Basalganglien und zum limbischen System zu verhaltensorientierten motorischen Leistungen bei. Schließlich beeinflusst er das Immunsystem.

Insel: Teil des primären Geschmackskortex; wichtig für weitere autonome Aufgaben (z.B. Regulierung der Darmtätigkeit und des Herz-Kreislaufsystems).

Kleinhirn: Abschnitt des Hirnstamms mit zwei halbkugeligen Seitenteilen (Kleinhirn-Hemisphären), die über einen mittig gelegenen „Wurm“ verbunden sind. Das Kleinhirn dient der Gang- und Haltungskontrolle und ist an der Modulation von Denkvorgängen und Affekten beteiligt.

Kortex (Cortex cerebri, Hirnrinde, Großhirnoberfläche): Der Kortex wird in vier Lappen (Stirn-, Scheitel-,

Schläfen- und Hinterhauptslappen), den Lobus limbicus und Insel eingeteilt. Er besteht mikroskopisch aus geschichteten Nervenzellen. Je nach Lokalisation und Funktion unterscheidet sich sein Zellaufbau.

limbisches System (von lat. limbus = Saum, Rand). Es besteht aus kortikalen und subkortikalen Strukturen. Kortikale Bestandteile: am inneren Rande der Großhirnhemisphären: Gyrus cinguli, Gyrus parahippocampalis. Subcortikale Anteile: Hippocampusformation, Mandelkerne, Septumkerne. Das limbische System ermöglicht sinnvolles Interagieren mit der Umwelt. Es ist eine Funktionseinheit des Gehirns, die der Verarbeitung von Emotionen und der Entstehung von Triebverhalten dient. Das limbische System steuert das emotionale Verhalten und ist das Zentrum für Gefühle. Außerdem ist es mit anderen Zentren am Gedächtnis beteiligt. Störungen des limbischen Systems führen zu Störungen der emotionalen Verhaltensweisen.

Liquor: Hirnwasser.

Locus coeruleus (wörtlich: „bläulicher" Ort): Gruppe von Noradrenalin-produzierenden Zellen im Hirnstamm, die die allgemeine Aufmerksamkeit unterstützen und an der Schmerzverarbeitung beteiligt sind.

Mandelkern: Komplexe Zellgruppe im vorderen Temporallappen. Er ist Teil des limbischen Systems. Der Mandelkern wird als Zentrum des emotionalen Handelns, Denkens und Fühlens im Gehirn angesehen. Er bestimmt unser Handeln in Bezug auf emotions- und affektrelevante innere und äußere Reize, insbesondere in Verbindung mit Verunsicherung und Angst. Kerne mit Schlüsselfunktionen sind der mediale, laterale und zentrale Kern. Der mediale Mandelkern spielt wahrscheinlich für die emotionale Kontrolle von Geruch, Geschmack und Schmerz eine besondere Rolle. Er ist für aversive und lustbetonte Aspekte der Nahrungsaufnahme verantwortlich. Der laterale Mandelkern erhält Reize aus dem Auge, dem Ohr und der Haut, die ihm direkt (unterhalb der Bewusstseinsschwelle) über den Thalamus (unter Umgehung des Kortex) zugeleitet werden. Dadurch werden Informationen aus den Sinnesorganen direkt mit emotionalen Erfahrungsbildern aus der Vergangenheit abgeglichen und mit somatischen und autonomen Reaktionen beantwortet. Der zentrale Mandelkern besitzt enge Verbindung zu Hirnstammkernen, die die Eingeweidefunktionen kontrollieren und für entsprechende Begleitreaktionen bei emotionalem Geschehen verantwortlich sind.

medialer präfrontaler Kortex: Teil des präfrontalen Kortex. Kortexregion an der Innenfläche des Frontallappens. In wesentlich geringerem Umfang als der dorsolaterale präfrontale Kortex erhält er Eingänge aus dem Tast-, Seh- und Hörkortex; wichtiger sind die Faserverbindungen mit den Riech-, Geschmacks- und Eingeweideregionen des Kortex, sowie Strukturen des limbischen Systems.

Metathalamus: siehe Corpus geniculatum.

Mitralzellen: die zweiten Neurone der Riechbahn. Die Fortsätze (Axone) der Mitralzellen im Riechkolben (Bulbus olfactorius) bilden den Riechtrakt (Tractus olfactorius), der zur primären Riechrinde zieht.

Mittelhirn: Bindeglied zwischen (unterem) Hirnstamm und Vorderhirn. Es enthält zwei Kerne, die für die Motorik bedeutsam sind: den roten Kern (Nucleus ruber) und den schwarzen Kern (Substantia nigra). Außerdem kontrolliert es Hirnnervenreflexe (z.B. Blinzelreflex).

Modalität: Sinneseindrücke, die von einem Sinneskanal vermittelt werden, fasst man zu einer Modalität zusammen, innerhalb der wiederum verschiedene Qualitäten unterschieden werden.

motorisches System: dient der Steuerung der Willkürbewegungen und Anpassung der Muskelaktivitäten an Umweltbedingungen.

MRI (Magnetic-Resonance-Imaging, Kernspin-Resonanz-Tomographie): Methode, mit der Bilder aus dem Körperinnern gewonnen werden können. Besonders gut lassen sich die Weichteile darstellen, wie zum Beispiel das Gehirn. Die MRT arbeitet dabei mit einem starken Magnetfeld und mit Radiowellen. Zunehmend können auch funktionelle Vorgänge im Körper erfasst und sichtbar gemacht werden, so zum Beispiel die Änderung der Durchblutung in einem Hirnbereich nach entsprechender Aktivierung (siehe fMRT).

multimodale Empfindung: resultiert aus der gleichzeitigen Aktivierung von mindestens zwei unterschiedlichen Sinnesorganen.

Mundgefühl: Summe haptischer (taktiler und kinästhetischer), thermischer und schmerzhafter Eindrücke im Mundraum, z.B. Härte, Elastizität.

Nasenschleimhaut: Schleimhautauskleidung der Nase mit respiratorischemn und olfaktorischem (Riech-) Epithel. In der gesamten Nasenschleimhaut liegen freie Nervenendigungen des N. trigeminus, die zum Teil ebenfalls auf olfaktorische (stechende, brennende, prickelnde und schmerzende) Reize antworten.

Nucleus tractus solitarii (Nucleus solitarius): Geschmackskern. Über diesen Kern werden auch wichtige motorische und hormonale Funktionen der Nahrungsaufnahme kontrolliert. Dazu gehören Speichelfluß, Schmatzen, Kau- und Schluckbegwegung und die Stimulation der Insulinfreisetzung. Auch Schutzfunktionen nach Aufnahme unbekömmlicher Nahrungsbestandteile im Mund werden im Nucleus solitarius ausgelöst: Erbrechen, Husten, Luftanhalten, Speichelfluß und gustofaziale Reflexe (Mimik bei widerlichem Essen). Die Geschmackssignale werden zum VPMpc des Thalamus geleitet (siehe dort).

Nucleus ventralis posteromedialis, pars parvocellularis (VPMpc): Umschaltort (Schaltkern im Thalamus) zwischen Geschmackskern im Hirnstamm und primärem Geschmackskortex.

olfaktorisch (lat. „den Riechnerv betreffend“): Wahrnehmung mittels Geruch.

olfaktorische Axone: Fortsätze (Axone) der Riechzellen.

Operculum (lat. Klappdeckel): die die Inselrinde überlagernden Abschnitte der benachbarten Hirnlappen (Operculum frontale, Endigungsort von Geschmacksfasern; Operculum parietale, Operculum temporale).

optische Wahrnehmung des Weins: optische Prüfung, „Auge“: Farbe des Weins, Klarheit etc.

orbitofrontaler Kortex (direkt über dem knöchernen Dach der Augenhöhle, Orbita, gelegener Kortex): sekundäres Geschmackszentrum. Multisensorische Neurone im orbitofrontalen Kortex erhalten Impulse von verschiedenen Wahrnehmungsmodalitäten (primäre Riechrinde, Geschmacksrinde, Sehrinde, sensibler Kortex).

organoleptisch (erregend auf einen sensorischen Rezeptor): Weinansprache, Aufteilung bzw. Prüfung des Weins nach einem bestimmten Bewertungs-Schema in Bezug auf Eigenschaften wie Aussehen, Farbe, Geruch, Geschmack und Gefühl ohne technische oder sonstige Hilfsmittel (nur durch die Sinnesorgane).

orthonasales Beriechen: Beschnüffeln einer Probe (vgl. retronasales Riechen).
Papillen: Erhebungen der Zungenoberfläche.
Pedunkel: Hirnstiel.
piriformer Kortex: hirnbasales Feld zwischen der Insel und dem Temporallappen; Teil der primären Riechrinde.
präfrontaler Kortex: Abschnitt des Stirnlappens, der vor den prämotorischen Arealen liegt. Er besitzt 3 Hauptabschnitte: 1. dorsolateraler Präfrontalkortex (siehe dort), 2. orbitofrontaler Präfrontalkortex (siehe dort) und 3. medialer Präfrontalkortex (siehe dort, einschließlich vorderer Gyrus cinguli). Alle Abschnitte erhalten hochverarbeitete visuelle, auditorische und somatosensorische Information und integrieren diese laufend in Hinblick auf die aktuelle Situation, in der sich der Mensch gerade befindet. Der präfrontale Kortex ist dafür verantwortlich, aktiv und dynamisch Informationen über die Umgebung zu verarbeiten und für ziel-orientiertes Verhalten und sozial-emotionale Entscheidungen zu nutzen. Hier wird auch das Arbeitsgedächtnis des Menschen vermutet.
primär motorischer Kortex: Bereich, der für willkürliche Bewegung verantwortlich ist.
primäre Riechrinde: am Übergang von Stirn- und Temporallappen gelegen (piriformer Kortex, Tuberculum olfactorium); für die Erkennung und Unterscheidung unterschiedlicher Düfte verantwortlich.
primärer Geschmackskortex: Insel und frontales Operculum.
Pulvinar (Kissen): Teil des Thalamus.
Regio olfactoria (Riechepithel): liegt im Bereich der oberen Nasenmuschel der Nasenhöhle. Ort der Wechselwirkung zwischen Reizmolekül und Reizrezeptor. Das Riechepithel umfasst beim Menschen etwa 10 Quadratzentimeter und enthält rund 5-10 Millionen Rezeptorzellen. Diese lassen sich in etwas 350 unterschiedliche Klassen/Rezeptorzelltypen einteilen. Jede dieser Typen trägt einen spezufischen Rezeptor.
retronasales Riechen: Geruchswahrnehmung über den Nasenausgang.
Riechbahn: Verbindung der Riechsinneszellen mit dem Riechkortex.
Sehrinde (das Sehzentrum): der primäre visuelle Kortex im Hinterhauptslappen.
sekundärer Geschmackskortex: orbitofrontaler Kortex.
sensibles System: dient der Gewinnung von Informationen.
stimulus-reinforcement association learning: Pavlov'sche Konditionierung.
Streifenkörper (Striatum): hält Bewegungsprogramme bereit und regelt die Abstimmung von Bewegungsabläufen. Eine Beeinträchtigung seiner Funktion äußert sich in charakteristischen Bewegungsstörungen, darunter die Parkinson'sche Erkrankung.
Striatum, siehe Streifenkörper.
Substantia innominata (wörtlich: unbestimmte Region): Areal in der basalen Vorderhirnregion unterhalb des Streifenkörpers. In dieser Region befinden sich Nervenzellen, die Azetylcholin produzieren; sie ist Durchtrittsort von Axonen, die den Mandelkern mit dem Thalamus, Hypothalamus und dem orbitofrontalen Kortex verbinden.

Sulcus: Furche in der Hirnrinde.
taktile Wahrnehmung: Tastempfinden (Texturgefühl, Berührung, Temperatur, Schmerz).
Telencephalon (Endhirn). Es ist der größte unter den 5 Hirnabschnitten und ist ihnen weitgehend übergeordnet (siehe Beitrag Mai).
Thalamus (wörtlich: Ehebett). Der Thalamus bildet den größten Teil des Zwischenhirns. Er setzt sich aus vielen Kerngebieten zusammen, die in enger Verbindung zum gesamten Großhirnkortex stehen. Um sich der Sinneseindrücke bewusst zu werden, müssen die aufsteigenden Bahnen auf ihrem Weg zum Kortex vorher im Thalamus verschaltet werden. Er wird deshalb oft als „Tor zum Bewusstsein" bezeichnet.
thermische Wahrnehmung: Temperaturempfinden.
Tractus olfactorius: Riechtrakt.
trigeminale Wahrnehmungen: Wahrnehmungen der Mund- und Nasenhöhle, die über die sensiblen Fasern des Drillingsnervs (N. trigeminus) vermittelt werden. Es handelt sich um Reizgefühle, ätzende oder aggressive Wahrnehmungen. Diese Wahrnehmungen gehen gewöhnlich mit Prickelgefühlen (chemisch, elektrisch), Kontraktionen, Wärmegefühlen oder auch kühlenden, adstringierenden und ätzenden Wahrnehmungen einher.
Tuberculum olfactorium: Endigungsort von Riechfasern, direkt hinter dem Ansatz des Riechpedunkels, unter dem Ncl. accumbens gelegen.
Umami: Ein eigenständiger Geschmack, der sich nicht aus den anderen Sinnesqualitäten kombinieren lässt. In Japan beschreibt Umami den Geschmack von eiweißreicher Nahrung, wie Fleisch, Fisch oder altem Käse. Der Träger des Umami-Geschmacks ist die Glutaminsäure, eine Aminosäure, die auch als Geschmacksverstärker in Fertiggerichten und chinesischem Fastfood Verwendung findet.
unimodal: unimodale Ausdrücke beziehen sich auf solche Sinnesempfindungen, die von einem einzigen Sinnesorgan ausgelöst werden, beispielsweise Geschmack, Geruch, Gefühl (Haptik) und Sehen.
vegetatives System: Anteil des Nervensystems zur Steuerung unserer Eingeweideorgane.
Ventrikelraum: innerhalb des Gehirns gelegener Liquorraum.
visuell: das Sehen betreffend.
VPMpc: Eponym für den Kern im Thalamus, der die Geschmacksinformationen empfängt und sie zum primären „Geschmackszentrum" im vorderen Teil der Insel und dem direkt benachbarten Rindenabschnitt des Stirnlappens leitet (Für Spezialisten: Teil des Nucleus ventralis posteromedialis).
zentrales Höhlengrau: das Nervengewebe, das die Ventrikelräume des Gehirns und Rückenmarks direkt umgibt.
zingulärer Kortex: zum limbischen System gehöriger Rindenabschnitt in direkter Nachbarschaft zum Balken (Beitrag Pritchard, Abb. 4). Er ist zusammen mit dem dorsolateralen präfrontalen Kortex bei der Fehlerkontrolle und bei emotionaler Schmerzwahrnehmung aktiviert.
Zungenschlundnerv: 9. Hirnnerv, N. glossopharyngeus.

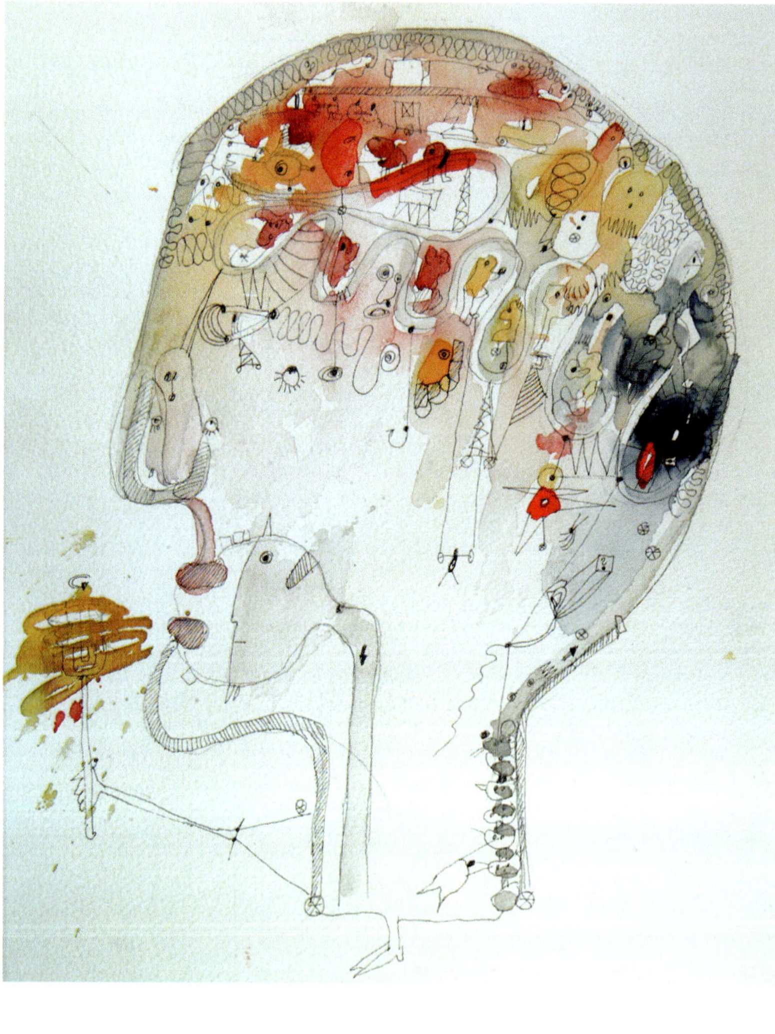

Danksagung

In der Heimat von Apicius und Lukull zu leben, dort wo uns Bacchus großzügig mit kostbaren Reben beschenkt, empfinde ich als ein Privileg. Die vielfältige, phantasiereiche mediterrane Küche kennen zu lernen, die sich in jeder Region Italiens anders gestaltet, und dazu die so unterschiedlichen Weine zu verkosten, hat mich mit einer kulinarischen Kenntnis bereichert, die ich zu Beginn meines Italien-Aufenthaltes gar nicht ahnen konnte. Jahrelange Gourmetreportagen haben meine kritische Einstellung gegenüber Speisen, ihrer Zubereitung und Kombination zu Weinen geschärft, und etliche Vorstellungen und Empfindungen haben sich im Laufe der Jahre radikal verändert. Was war geschehen? Warum war es so schwierig geworden, mein Geschmacksempfinden zufrieden zu stellen, warum wählte ich spontan bei einer interessanten Weinkarte zuerst den Wein und dann das Gericht? Warum empfand ich den Genuss eines Degustationsmenüs mit den passenden edlen Tropfen bei Heinz Beck als ein kulturelles Highlight, seine Menü-Abfolge als eine Dramaturgie des Genusserlebnisses, das sich der Erinnerung einprägt?

Als ich während des 1. Santa Lucia Kongresses über das menschliche Gehirn „The Human Brain - strukturelle Grundlagen zum Verständnis von Funktion und Dysfunktion“ die Vorträge von Thomas Pritchard und Joel Price über das Geschmacks- und Geruchssystem hörte, wurde mir immer bewußter, dass das Geschmackserlebnis nicht nur im Gaumen, sondern vor allem im „Köpfchen“ stattfindet. Grund genug, das Geheimnis der Verkostung etwas zu lüften und sich um die neurologischen Aspekte der Weindegustation zu kümmern. Dr. Luigi Amadio, Generaldirektor der Fondazione Santa Lucia in Rom, griff dieses Projekt sofort auf, und so wurde diese Studie, die das kognitive/emotionale Verhalten bei der Weinverkostung anhand einer funktionellen Kernspinstudie untersuchen sollte, ins Leben gerufen; sicher kein einfaches Unterfangen für das Forscherteam unter der Leitung von Dr. Alessandro Castriota- Scanderbeg und Dr. Gisela Hagberg, handelte es sich dabei doch um die erste Kernspinstudie einer Getränkeaufnahme. Diese Herausforderung annehmen zu können, bedeutete ein weiteres Privileg.

Ein Dankeschön möchte ich deshalb all denjenigen aussprechen, die mir großzügig die Möglichkeit gegeben haben, dieses Forschungsprojekt zu organisieren, die Buchausgaben zu realisieren und die von Anfang an begriffen haben, worum es bei diesem Projekt geht und mir ihr Vertrauen geschenkt haben: Dr. Luigi Amadio, Generaldirektor der Fondazione Santa Lucia und seinem Forscherteam; Dr. Pasquale di Lena, ehemaliger Generalsekretär der Enoteca Italiana, und Frau Dr. Claudia Stein-Hammer (Deutsche Weinakademie, Mainz), die mit großer Begeisterung und Großzügigkeit die vorliegende deutsche Ausgabe unterstützte.

Ich möchte meinen Freunden und Bekannten danken, die keine Zeit gescheut haben, beim Projekt mitzuarbeiten, und vor allem den Top-Sommeliers, die sich zur experimentellen Weinprobe in den Kernspinapparat legten: Romeo Caraccio (Besitzer des Restaurant Agata e Romeo, Rom), Arcangelo Dandini (Il simposio, Rom) Federico Galligani (St. Regis Grand Hotel, Rom), Gelasio Gaetani d'Aragona Lovatelli (historischer Produzent des Brunello di Montalcino, Sartiano, FI) Marco Sassone (Weingut Villa Simone, Monteporzio Catone, Rom), Andrea Sturniolo (International Wine-Academy, Rom) und Fausto Virgilio (stellvertretender Direktor der Enoteca Italiana, Siena). Aber auch die controls, die nicht-professionellen Weintrinker, haben ihren Beitrag geleistet und die Herausforderung angenommen.

Ein weiteres Dankeschön geht auch an alle Autoren, die uns großzügig ihre Forschungsbeiträge zur Verfügung gestellt haben. Tiefen Dank möchte ich Prof. Jürgen Mai aussprechen, nicht nur hochkarätiger Wissenschaftler, der neben all seinen Verpflichtungen die Schlussredaktion der deutschen Buchausgabe übernahm, sondern auch unermüdlicher Schöpfer kreativer Ideen und brillanter Ratschläge. Überdies ist es ihm gelungen, den Künstler Michael Auth ins Projekt einzubeziehen, der uns mit seinen phantasievollen, großartigen Bildern vergnüglich durch die Sinnesregionen unseres eigenen Kosmos begleitet.

Benigna Mallebrein

„Schade, daß man Wein nicht streicheln kann." Kurt Tucholsky

Mit freundlicher Unterstützung der
Deutschen Weinakademie, Mainz

DWA
DEUTSCHE WEINAKADEMIE